W0376592

DON BOSCO
VERLAG

Renate Zimmer

Kursbuch Bewegungsförderung

So werden Kinder fit und beweglich

Unsere gesunde Kita

Don Bosco

Bibliografische Information Der Deutschen Bibliothek

Die Deutsche Bibliothek verzeichnet diese Publikation in der Deutschen Nationalbibliografie; detaillierte bibliografische Daten sind im Internet über http://dnb.ddb.de abrufbar.

1. Auflage 2004 / ISBN 3-7698-1488-6

Umschlag: Margret Russer
Umschlagfoto: getty images
Fotos Innenteil: Renate Zimmer
Produktion: Don Bosco Grafischer Betrieb, Ensdorf

Gedruckt auf umweltfreundlichem Papier.

Inhalt

KAPITEL 7

Serviceteil

Gesund-Sein bewegungsreich gestalten

Vorwort von Prof. Dr. Monika Fröschl

Gesund-Sein bewegungsreich gestalten mit Kindern, eine zentrale Aufgabe in Kindertageseinrichtungen. Be-Weg-ung beinhaltet den Weg. Eine schöne, aber ungewöhnliche Definition von Gesund-Sein ist »Gesund-Sein als Weg, der sich bildet, indem wir ihn gehen«. Bei diesem Bild wird die enge Beziehung von Gesund-Sein und Bewegung, nämlich das Gehen des Weges als ein Prozess, deutlich. Bei Gesund-Sein *und* Bewegung geht es um ein umfassendes Wohlbefinden, das Körper, Seele, Geist und das Soziale mit einbezieht. Renate Zimmer betont in ihrem »Kursbuch Bewegungsförderung« dabei den ressourcenorientierten Blickwinkel. Entdeckt und bewegt werden personale, körperliche und soziale Ressourcen. Das Kind erlebt sich selbst inmitten der anderen. So geht der Band der Frage nach: Was hält mich eigentlich gesund? Hier spielen Ressourcen als Schutzfaktoren oder Kraftquellen eine entscheidende Rolle. Im individuellen Sinn sind unter Ressourcen persönliche Stärken, im ökosozialen Sinn stützende Hilfsquellen aus Mit- und Umwelt gemeint. Der Blick auf die Ressourcen bietet eine hoffnungsvolle, positive Perspektive. Diese Ressourcen benötigen Kinder und Erwachsene auch, um den Widrigkeiten des Lebens gewachsen zu sein oder mit Risiken und Krank-Sein gut umgehen zu können.

Bewegung als Ressource

Bewegung gilt in der modernen medizinischen, psychologischen und sozialwissenschaftlichen Forschung als ein zentraler Schutzfaktor für unser Gesund-Sein. Das Körpergewicht bleibt normal, die Seele im Gleichgewicht. Sich gemeinsam im Spiel bewegen, lässt soziale Unterstützung erleben. Und im Sprichwort »Sich regen bringt Segen« wird sogar eine spirituelle Komponente deutlich. Bewegungsmangel dagegen ist ein Risikofaktor für Übergewicht, Diabetes und zahlreiche weitere Erkrankungen in der Jugend und im Erwachsenenalter.

Bewegung lässt Kinder ihren Körper spüren und erleben. So erfahren sie, dass sie in ihrem Körper sind. Wenn dies mit Freude und Lust geschieht, wird dieser Körper nicht misshandelt durch Nicht-Essen, durch Zuviel-Essen oder durch extremes Training, um die Idealmaße zu erreichen. Bewegung in diesem Sinn soll heißen, Bewusstheit durch Bewegung (im Sinne von Moshé Feldenkrais) zu erreichen und nicht durch Höchstleistungen zu glänzen. Beim Gehen, Laufen, Stehen oder Springen für die eigenen Empfindungen achtsam zu sein, hat ein gutes Körperbewusstsein zur Folge. Unsere alltägliche Frage »Wie geht es dir?«, um das Befinden des Gegenübers zu erfahren, beinhaltet die körperliche Bewegungsdimension des Gehens! Gerade das moderne Leben unserer Kinder in kleinen Wohnungen ohne viel Spiel-Raum drinnen oder draußen, die Verlockungen von Fernsehgeräten oder Computern und vieles mehr lassen eine gezielte Bewegungsförderung immer wichtiger werden.

Ressourcenorientiertem Arbeiten mit der zugrunde liegenden Frage des Entstehens von Gesund-Sein liegt das Konzept der Salutogenese zugrunde (von lateinisch salus: Wohl, Heil, Gesund-Sein und Genese: Entstehung). Dieser moderne Ansatz weist zwei wichtige Blickwinkel auf: den Fokus auf die Ressourcen und die Betonung der Selbstbestimmung und Autonomie der beteiligten Individuen. In der Arbeit mit Kindern ermöglicht die Salutogenese neue Perspektiven. Gerade im Hinblick auf Bewegung verfügen Kinder über vielfältige Fähigkeiten auf, die ihnen Erwachsene oder unsere oft beengte Raumsituation häufig abtrainieren. Kinder ihre Bewegungs-Kreativität einsetzen lassen und sie in geeigneter Weise grob- und feinmotorisch fördern, dazu gibt Renate Zimmer wertvolle praktische Hinweise. In geschickten Bewegungen eignen sich unsere Kinder Selbstwert und Selbstvertrauen an, weitere Ressourcen, die Gesund-Sein ermöglichen.
Wenn wir auf diesem Gesund-Seins-Weg weitergehen, kommt es darauf an, den Kindern ein hohes Maß an Selbstbestimmung über ihr Gesund-Sein zu ermöglichen. Nur so ist ein aktives Gehen auf dem Weg und Gestalten möglich. Das bedeutet dann, Kinder oder Erwachsene nicht als Objekt von Erziehungsexpertinnen und -experten zu sehen, sondern als handlungsfähige Subjekte in einer unterstützenden Beziehung. Diese Sichtweise stellt besondere Anforderungen an professionell Tätige. Um im Bild des Weges zu bleiben, heißt dies: sie gehen mit auf diesem Weg, sie begleiten bei bewegten und bewegenden Erfahrungen und ermöglichen neue Schritte und Aussichten.

Selbstbestimmung zielt auf eine aktive Beteiligung, auf Partizipation an der Planung und Gestaltung des Alltags ab. Selbstbestimmung bedeutet, Mädchen oder Junge, Mann oder Frau, als Experten bzw. Expertinnen für ihr jeweils eigenes Bewegungserleben zu sehen. Der Ort, wo sich Gesund-Seins-Förderung abspielt, ist dort, wo Menschen im Alltag leben, spielen und arbeiten. Also für Kinder und Erzieher/-innen die Kindertagesstätte drinnen und draußen.

Empowerment

Der Handlungsansatz des Empowerments (to empower: jemand mächtig machen) findet seine Wurzeln im Vertrauen auf die Stärken und Ressourcen von Menschen, eine hoffnungsvoll-optimistische Perspektive. Dabei soll Individuen oder Gruppen Kontrolle über ihr eigenes Leben und die sozialen Zusammenhänge ermöglicht werden. Empowerment bezeichnet Entwicklungsprozesse in der Dimension der Zeit, in deren Verlauf Menschen die Kraft gewinnen, derer sie bedürfen, um ein besseres Leben nach eigenen Vorstellungen zu leben. Das Handeln von Expertinnen und Experten ist dann als professionelle soziale Unterstützungsarbeit zu verstehen. Die Aufgabe liegt darin, Menschen zu unterstützen, die dazu notwendigen Ressourcen (wieder-)zu entdecken oder zu entwickeln. Verschüttete Potenziale werden freigelegt, um Kontrolle über das eigene Leben zu erlangen.

Bewegung auf dem Gesundheitsweg

Und noch ein letzter Gedanke: auf meinem eigenen Weg zur Gesund-Seins-Förderung habe ich entdeckt und gelernt, dass ich zuallererst bei mir selbst anfangen muss, meine Ressourcen zu entdecken und einzusetzen: mich auf meinem Lebensweg zu bewegen und mir bewusst soziale Unterstützung zu holen, darauf zu achten, wo die Beziehungen sind, die mir wohl tun; selbstbestimmt meinen Weg des Gesund-Seins zu gehen und dabei auch von Kindern zu lernen. Vielleicht sollten Sie als Leserin oder Leser dieses Buches sich beweg-en lassen und sich auf den eigenen Gesund-Seins-Weg machen? Dabei wünsche ich Ihnen viel Spaß und viel Erfolg.

Dr. Monika Fröschl, Professorin für Medizin in der Sozialen Arbeit und für Pflegemanagement, lehrt u.a. Gesundheitspädagogik an der Katholischen Stiftungsfachhochschule München.

Einführung

Gesundheit – das ist für Kinder kein Grund, sich über ihr Leben Gedanken zu machen. Sie fühlen sich gesund – so lange es ihnen gut geht und sie nicht wegen Krankheit im Bett liegen müssen. Und warum sollte Bewegung gut für die Gesundheit sein? Das kann doch höchstens für die Welt der Erwachsenen gelten. Gesundheit ist für viele Erwachsene ein wichtiges Motiv, um Sport zu treiben, Fitnessangebote im Studio oder in der Volkshochschule zu besuchen oder regelmäßig in der frischen Luft zu joggen. Für Kinder ist sie jedoch kein Beweggrund, sich zu bewegen. Bewegung ist für sie vielmehr Ausdruck ihrer Freude am Dasein, am Leben und an der Lust, sich mit ihrem Körper und allen Sinnen die Umwelt anzueignen. Rennen, bis der Atem stockt, klettern bis ihnen schwindelig wird, sich an einem Baum von Ast zu Ast hangeln – da denken sie nicht an Ausdauertraining zur Unterstützung ihres Herz-Kreislauf-Systems oder an die Kräftigung ihrer Muskulatur. Es sind die Herausforderungen, die sie sich selbst setzen, die sich in der Auseinandersetzung mit den Kräften der Umwelt und der Natur ergeben, die Objekte, die die Bewegung erschweren, aber auch die Lust an ihr noch steigern. So schwingen sie sich auf den Roller, um die Geschwindigkeit der Fortbewegung zu vergrößern oder bringen auf der Schaukel ihr Gleichgewicht noch mehr in Schwung. Also: Gesundheit – kein Thema für Kinder? Für Kinder sicherlich nicht – wohl

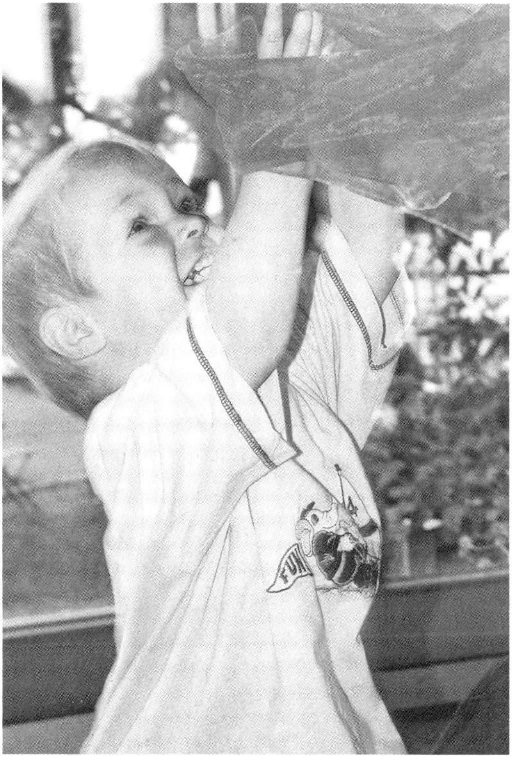

aber für die Gesellschaft, die die Verantwortung für die Bedingungen des Aufwachsens, für die Erziehung und Bildung der Kinder trägt.
Die Bewegung ist ein Kindern ureigenes Bedürfnis, auf dessen Erfüllung sie aus eigenem Antrieb achten. Sie ist jedoch in Gefahr, von den Errungenschaften wie von den schädlichen Folgen der Technisierung, der Motorisierung verdrängt zu werden; ebenso vom Zugzwang, der von den Medien ausgeht.

Bewegungsmangel geht schleichend voran: Er kommt daher in Gestalt von Sicherheitsdenken und Überbehütung, getarnt durch technischen Fortschritt und Konsumverlockungen. Aufbewahrt im Babysafe, dem Ort der Sicherheit, Behütung und Bewegungslosigkeit wachsen die Kinder in eine Welt hinein, in der Bewegung auf bestimmte Zeiten, an vorgegebene Orte und in spezialisierte Institutionen verdrängt wird. Im Alltag wird sie eher als störend empfunden. So geht unaufhaltsam ein Stück kindlicher Neugierde verloren, Bequemlichkeit macht sich breit. Durch zahlreiche technische Errungenschaften wird man von der eigenen Anstrengung entlastet, aber auch um die Bewegungsfreiheit betrogen. Und selbst das Fahrradfahren – der Einstieg in die wirkliche Mobilität – wird zeitlich nach vorne verlagert, indem dem Erwachsenenfahrrad einfach ein halbiertes Kinderrad angehängt wird, so dass das Kind weder Pedale treten noch lenken muss – und doch (vermeintlich) Fahrrad fährt.
So schwinden heimlich und still die vielen kleinen Übungs- und Trainingsplätze der Bewegungskoordination und des Gleichgewichtsempfindens, der Grobmotorik und der Feinmotorik, der Geschicklichkeit und der Körperbeherrschung. Und mit ihnen auch die Chancen, Selbstständigkeit aus eigenen Kräften zu erlangen, ein Gefühl für sich und die Welt zu entwickeln und Vertrauen in die eigenen Fähigkeiten aufzubauen. Warnrufe gibt es genug: kaum eine Woche vergeht, in der nicht Pädiater, Politiker und Pädagogen auf die Zeitbombe »Übergewicht bei Kindern« hinweisen und neue Projekte zu deren Bekämpfung ins Leben rufen. »Besser essen – mehr bewegen« lautet die Devise. Dass die Kinder in den westlichen Industrienationen zu dick werden, dass damit kaum kalkulierbare Kosten auf das Gesundheitssystem zukommen, macht die Öffentlichkeit mobil; dass mit Bewegungsmangel und zunehmender Immobilität aber auch zahlreiche andere, weniger deutlich sichtbare aber min-

destens ebenso nachhaltige Fehlentwicklungen eingeleitet werden, ist den wenigsten bewusst. Die ständig zunehmende Einengung der Bewegungs- und Spielräume der Kinder hat nicht nur Folgen für den Körper, den Kindern fehlen die für eine gesunde Entwicklung so wichtigen Erfahrungen von Selbstwirksamkeit und Eigenaktivität. Selbstwertgefühl und Vertrauen in die eigenen Fähigkeiten können sich nur entwickeln, wenn Kinder sich ihres Könnens auch selbst versichern dürfen.

Eine besondere Verantwortung nimmt in dieser scheinbar ausweglosen Situation der Kindergarten ein. Schon lange ist er nicht mehr nur Ort der Aufbewahrung und Betreuung, sondern vor allem eine Stätte ganzheitlicher Bildung und Erziehung. Als ein speziell für Kinder gestalteter Ort geht er auf die elementaren Bedürfnisse der Kinder ein, unterstützt die kindliche Entwicklung und fördert die individuellen Fähigkeiten. Aber wie vielen Erwartungen müssen Kindertagesstätten heute gleichzeitig gerecht werden? Die Ansprüche an den Kindergarten steigen ständig: Migrantenkinder integrieren und ihnen die deutsche Sprache nahe bringen, Hochbegabte fordern und Behinderte fördern, auf die Schule vorbereiten und familiäre Defizite ausgleichen, das Interesse an den Naturwissenschaften wecken und zur Werteerziehung beitragen, die Wahrnehmung fördern, den Kontakt mit den Eltern pflegen ... und natürlich auch auf eine gesunde Lebensweise achten, präventiv gegenüber Suchtgefahren wirken und gezielte Maßnahmen der Gesundheitsförderung treffen. All diese – von unterschiedlichen gesellschaftlichen Gruppierungen an die Erzieherinnen herangetragenen Erwartungen – lösen bei diesen leicht Stress aus. Wie soll dies alles miteinander vereinbar sein und dazu noch mit der Perspektive des Kindes, das im Kindergarten vor allem einen Ort des Spielens sucht, einen Ort der selbstbestimmten Tätigkeit, des sozialen Miteinanders mit anderen Kindern?

Das vorliegende Buch will Hilfen geben, wie der Blick in die Zukunft und Erleben der Gegenwart in Übereinstimmung zu bringen sind. Am Beispiel der Bewegung kann deutlich werden, dass Gesundheitsförderung nichts mit Pflichtprogrammen oder unliebsamen Betätigungen zu tun haben muss. Die

Stärkung der kindlichen Persönlichkeit, das Erleben von Selbstwirksamkeit, Selbstwertgefühl und Kompetenz sind wesentliche Bedingungsfaktoren der Gesundheitsförderung – bei Kindern wie bei Erwachsenen. Sie zu unterstützen und Wege ihrer Erfüllung aufzuzeigen ist Anliegen dieses Buches.
Die rein körperliche Betrachtung von Gesundheit ist längst überwunden. Sie ist einer eher ganzheitlichen Sichtweise gewichen, bei der der Mensch als psychophysische Einheit betrachtet wird. Um den Zusammenhang von Bewegung und Gesundheit geht es im ersten Teil des Buches, der salutogenetische Ansatz mit dem Ziel der Stärkung personaler und sozialer Ressourcen bietet einen guten Ausgangspunkt für eine ganzheitliche Bewegungsförderung.
Der Kindergarten ist die erste öffentliche Erziehungsinstitution im Leben eines Kindes, gleichzeitig ist er die erste Stufe des Bildungswesens. Ihm kommt auch hinsichtlich der Bewegungsförderung eine besondere Aufgabe zu. Ein großer Teil der Kinder im vorschulischen Alter können mit ihren Familien über den Kindergarten angesprochen werden, so dass eine effektive Verbesserung der Gesundheit und des Gesundheitsverhaltens erreicht werden kann. In diesem Buch werden die Chancen einer frühzeitig ansetzenden bewegungsorientierten Gesundheitsförderung im Lebensraum Kindergarten erörtert; ausgewählte Beispiele für Initiativen und Projekte werden beschrieben und Möglichkeiten der Realisierung gesundheitsrelevanter Themen aufgezeigt.

1. Bewegung und Gesundheit

Gesundheit ist ein neues Schlagwort auch für den Kindergarten geworden. Was ist darunter zu verstehen? Welchen Beitrag kann Bewegungserziehung zur Gesundheitsförderung leisten? Wenn für den Kindergarten die Forderung einer Gesundheitsförderung durch Bewegung erhoben wird, erfolgt dies oft im Sinne einer Kompensation des zunehmenden Bewegungsmangels im Lebensalltag von Kindern. Zwar ist die Reduzierung der Risikofaktoren, zu denen eindeutig Bewegungsmangel zählt, eine wichtige Aufgabe der Gesundheitsförderung, dabei darf es allerdings nicht bleiben, denn viele Risikofaktoren, die heute unseren Lebensalltag bestimmen, sind nicht gänzlich zu vermeiden. Der Wandel, der sich in den letzten Jahren in den Gesundheitswissenschaften eingestellt hat, stellt die gezielte Stärkung der Schutzfaktoren, die uns vor den tagtäglichen Belastungen bewahren bzw. uns befähigen, mit ihnen umzugehen, in den Vordergrund.

Schutzfaktoren

Welche Kompetenzen sind nun erforderlich, um mit alltäglichen Belastungen zurechtzukommen? Welche Kompetenzen können und sollten bereits im Kindergartenalter entwickelt, gefördert, unterstützt werden? Wie ist dies über Bewegungsaktivitäten zu erreichen? Die Beschäftigung mit diesen Fragen steht im folgenden Kapitel im Mittelpunkt.

Bewegung – die Voraussetzung für Gesundheit und Wohlbefinden

Bewegungserfahrungen sind lustvoll

Was für gesundheitsbewusste Erwachsene zum täglichen Pflichtprogramm gehört; ist für die meisten Kinder eine freiwillig aufgesuchte; lustvolle Tätigkeit: Bewegung, sportliche Aktivität, Spiel – sie werden um ihrer selbst willen betrieben und tragen zur Erfüllung elementarer Bedürfnisse bei. Bewegung ist eine

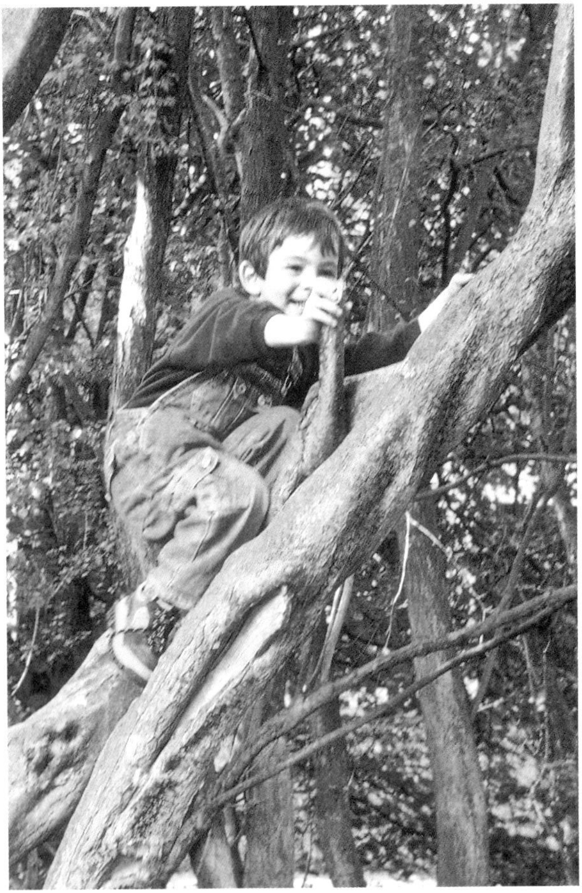

Voraussetzung, damit Kinder sich wohlfühlen, und zwar auf körperlicher wie auf psychischer Ebene.

Durch Bewegung gewinnen Kinder unmittelbare körperliche – kinästhetische – Erfahrungen: Das Gefühl von Erschöpfung und Ermüdung nach einem anstrengenden Fangspiel oder von Entspannung und Gelöstheit nach einer rasanten Fahrt auf dem Roller. Die Belastbarkeit des Körpers, die durch wiederholtes Üben erhöht werden kann, die Fähigkeit des Organismus, sich zu erholen und nach kurzer Pause wieder einsatzfähig zu sein, die Wahrnehmung der physiologischen Reaktionen des Körpers wie Schwitzen und Atemnot – dies alles sind Erfahrungen, die Kindern ein Gefühl für den eigenen Körper vermitteln, für seine Bedürfnisse und Signale. Beim Laufen, Rennen, Klettern, Springen, Kriechen, Rutschen, Hüpfen, Gleiten, Hängen und Schaukeln können sie die Vielfalt ihrer Bewegungsmöglichkeiten erleben, sie spüren Anstrengung und Belastung, genießen die sinnlichen »Sensationen«: Leichtigkeit und Schwere, Geschwindigkeit und Rhythmus, Schwindel und Balance. Lustvolle Bewegungserlebnisse bilden die Grundlage für eine Sensibilisierung der Sinne, für eine bewusste Körperwahrnehmung, sie schaffen aber auch die Voraussetzung für die Ausbildung von Lebensgewohnheiten, die dazu beitragen können, einem bewegungsarmen Alltag entgegenzuwirken und damit auch Gesundheitskompetenzen zu fördern. Dies alles wird von den Kindern zwar einerseits als anstrengende Herausforderung, andererseits aber auch als lustvolles Tun erlebt.

Körperwahrnehmung

Orientierung an kindlichen Bedürfnissen

Gesundheitsförderung gewinnt unter diesen Aspekten eine neue Dimension im Rahmen der pädagogischen Arbeit im Kindergarten und kann durchaus für sich in Anspruch nehmen, sowohl entwicklungsfördernd und damit zukunftsrelevant für Kinder zu sein, als auch zur Erfüllung aktueller Bedürfnisse beizutragen. Sie orientiert sich an den Bedürfnissen und dem Befinden der Kinder, und trägt damit zu ihrem Wohl-Befinden bei. Das körperliche, seelische und soziale Wohlbefinden steht im Zentrum des Verständnisses von Gesundheit, wie sie von der Weltgesundheitsorganisation (WHO) 1986 definiert wurde. Die Erfüllung der Bewegungsbedürfnisse kann bei Kindern als Voraussetzung für das Erreichen von Wohlbefinden gesehen werden.

Was uns gesund hält

Die veränderte Auffassung von Gesundheit geht zurück auf Aaron Antonowski (1987), einem amerikanisch-israelischen Gesundheitswissenschaftler, der in den 60er Jahren entsprechend der medizinischen Tradition nach Faktoren suchte, die zur Folge haben, dass manche Menschen eher krank werden als andere. Bei seinen Forschungsarbeiten über die Auswirkungen der Wechseljahre stieß er auf Frauen, die als junge Frauen das Konzentrationslager überlebt hatten, anschließend als Vertriebene durch die Welt geirrt waren um dann in Israel eine neue Heimat zu fanden. Hier mussten sie aber noch einmal drei Kriege überstehen. Erwartungsgemäß war von diesen Frauen zum Untersuchungszeitpunkt auch eine geringere Anzahl gesund als von Frauen einer Vergleichsgruppe mit weniger belastenden Biographien. Überraschenderweise stellte Antonowski dann aber fest, dass ein Drittel der Frauen sich trotz ihrer schwierigen Vergangenheit auch in den Wechseljahren gesund fühlte und nach den medizinischen Untersuchungen auch als gesund galt. Dies führte Antonowski zu der Frage, wie es diese Frauen geschafft hatten, trotz der traumatischen Erlebnisse und der extremen Belastungen gesund zu bleiben. In den weiteren Forschungsarbeiten konzentrierte sich Antonowski nun auf die Kernfrage: Was erhält Menschen trotz des Stresses und der Belastungen, die sie tagtäglich erleben, gesund?

Widerstandsfähigkeit und Zuversicht

Antonowski kam zu dem Ergebnis, dass die Fähigkeiten des Menschen zum Ausbalancieren von Belastungen einerseits davon abhängig sind, ob er über ausreichende Widerstandsfähigkeit verfügt. Diese wiederum steht nach Antonowski in einem engen Zusammenhang mit dem so genannten Kohärenzgefühl, das bei widerstandsfähigen Menschen stark ausgeprägt ist. Unter Kohärenzgefühl wird die Überzeugung der Sinnhaftigkeit des eigenen Lebens und Tuns verstanden. Es handelt sich um eine allgemeine Grundhaltung des Menschen gegenüber der Welt, die gekennzeichnet ist durch die Zuversicht im Hinblick darauf,

- dass er die Welt als verstehbar und strukturiert betrachtet,
- dass er ein Gefühl von Handhabbarkeit und Bewältigbarkeit hat (also davon überzeugt ist, dass Schwierigkeiten lösbar sind und dass man über ausreichende Ressourcen verfügt, um den Anforderungen zu begegnen)
- dass diese Anforderungen Herausforderungen sind, die Investition und Engagement verdienen (Bundeszentrale für gesundheitliche Aufklärung 1998).

Das Kohärenzgefühl entwickelt sich nach Antonowski im Laufe der Kindheit und Jugend und wird von den jeweiligen Erfahrungen und Erlebnissen beeinflusst.

Salutogenese

Antonowski versteht sein Modell der Salutogenese nicht als Alternative zum Risikofaktorenmodell, sondern als notwendige Ergänzung um die Faktoren, die das Entstehen und die Aufrechterhaltung von Gesundheit näher beleuchten. Krankheit und Gesundheit dürfen seiner Meinung nach nicht als etwas völlig Verschiedenes aufgefasst werden, vielmehr könne der Zustand eines Menschen nur auf einem Kontinuum zwischen mehr oder weniger gesund beschrieben werden. Die Position auf dem Kontinuum hängt von der Bewältigung der Spannung zwischen zwei Kräften ab: den Stressoren und den Ressourcen. Das nebenstehende Schaubild stellt das Modell der Salutogenese dar (modifiziert nach Antonowski 1979, Bundeszentrale für gesundheitliche Aufklärung 1998, 36) und zeigt den Einfluss von Widerstandsressourcen und Belastungen auf das Gesundheits-Krankheits-Kontinuum.

Modell der Salutogenese

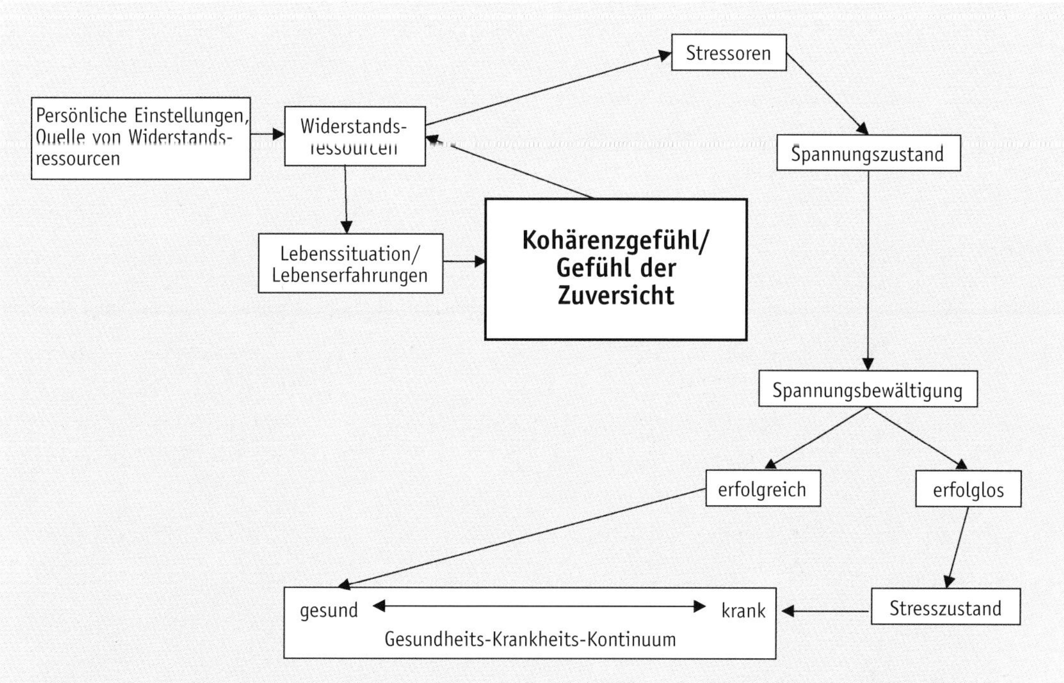

Widerstands-ressourcen

Nach diesem Modell formen die Lebenserfahrungen das Kohärenzgefühl. Die Lebenserfahrungen werden durch das Vorhandensein generalisierter Widerstandsressourcen (z. B. körperliche Faktoren, Intelligenz, Bewältigungsstrategien, soziale Unterstützung) geprägt. Einfluss auf die Widerstandressourcen haben auch persönliche Einstellungen. An dieser Stelle kann ein Teufelskreis entstehen: Sind zu wenig Widerstandsressourcen vorhanden, dann beeinflusst dies die Entstehung des Kohärenzgefühls negativ; ein niedriges Kohärenzgefühl wiederum verhindert die optimale Nutzung der vorhandenen Widerstandsressourcen.

Stressoren lösen einen Spannungszustand aus. Die mobilisierten Widerstandsressourcen wirken sich auf den Umgang mit den Stressoren und den

Spannungszustand aus. Auch hier gibt es wieder eine Wechselwirkung: Wenn die Spannung (der Stressor) bewältigt ist, hat dies positive Auswirkung auf das Kohärenzgefühl, der Gesundheitszustand bleibt erhalten, dadurch werden wieder neue Widerstandsressourcen gebildet. Ist die Spannungsbewältigung erfolglos, erhöht dies den Stresszustand, dies wirkt sich wiederum negativ auf die Position auf dem Gesundheits-Krankheits-Kontinuum aus (vgl. Bundeszentrale für gesundheitliche Aufklärung 1998, 36 ff.).

Bedeutung der Bewegung

Im Zusammenhang mit diesen Überlegungen stellt sich die Frage, welche Rolle Bewegung, Spiel und Sport in einem solchen Modell einnehmen könnten. Hierbei gibt es mehrere Ansatzpunkte: Sie können

- Kompetenzen zum Umgang mit Spannungszuständen vermitteln (Entspannungsverfahren),
- den Aufbau von Widerstandsressourcen unterstützen (physische und psychosoziale Gesundheitsressourcen).

Vor allem bei Kindern gilt es, eine positive, optimistische Lebenseinstellung zu wecken, die es ihnen ermöglicht, auch mit Misserfolgen konstruktiv umzugehen. Bedingungen hierfür sollen im nächsten Abschnitt erläutert werden.

Ressourcen wecken durch Bewegung

Eigentätigkeit

Im Sinne Antonowskis kann es nicht darum gehen, jede Krankheitserfahrung zu vermeiden und Risiken vollständig auszuschalten. Auch der Umgang mit Erkrankungen und Risiken bietet ein Entwicklungspotenzial, da hier ja Bewältigungsstrategien aufgebaut werden können, auf die später immer wieder zurückgegriffen werden kann. Die Forschungsergebnisse über Risiko- und Schutzfaktoren in der kindlichen Entwicklung machen deutlich, dass Entwicklung nicht nur als Ergebnis des Wechselspiels zwischen Anlage und Umwelt gesehen werden kann, sondern als ein Prozess, in dem die produktive Verarbeitung der Realität, die Eigenständigkeit und die Eigentätigkeit des Kindes eine wichtige Rolle spielen (Zimmer 2004 c). Zwar müssen die konkreten Umweltbedingungen, unter denen Entwicklung stattfindet, nach wie vor beachtet werden, neuerdings rücken jedoch immer mehr die Wirkungen, die vom Kind auf seine Umwelt ausgehen, ins Blickfeld. Zwei Schlüsselbegriffe kennzeich-

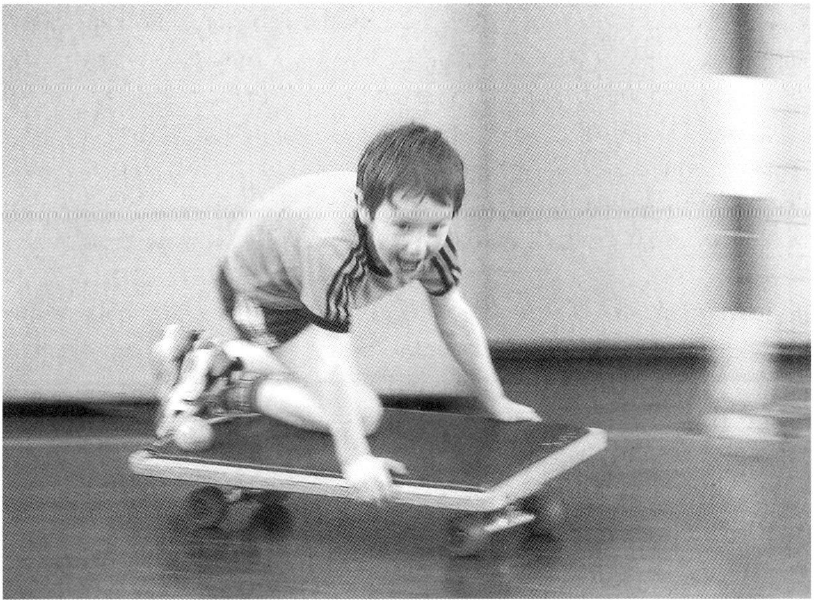

nen das neue Verständnis von Entwicklung (und Gesundheit): Aktivität und Widerstandskraft.

Göppel (1997, 26) betont, dass die innere Kraft, die Selbstständigkeit und Kreativität eines Menschen auch damit zu tun hat, inwieweit das, was er in der frühen Entwicklungsphase als Kind selbst wollte, von seinen Bezugspersonen erkannt wurde. Ebenso wichtig sei, ob die Umwelt anregungsreich genug war, so dass es überhaupt etwas zu wählen gab, und ob das, was er selbst hervorbrachte, in der Umwelt auf Resonanz und Akzeptanz stieß.

Gesundheitsressourcen

Durch Bewegung, Spiel und Sport kann bei Kindern die Bildung unterschiedlicher Gesundheitsressourcen unterstützt werden:

- Die Stärkung *physischer Gesundheitsressourcen* umfasst z. B. die Leistungsfähigkeit des Herz-Kreislaufsystems, die Kräftigung der Muskulatur, die Stärkung des Immunsystems, die Verbesserung des Energiestoffwechsels, die Stärkung des Haltungs- und Bewegungsapparates.

- Die *psycho-sozialen Gesundheitsressourcen* beinhalten Unterstützung beim Aufbau eines positiven Selbstkonzeptes, Vermittlung von Selbstvertrauen auch bei schwierigen Aufgabenstellungen, den Umgang mit Erfolg und Misserfolg, das Gefühl des Angenommenseins in der Gruppe, die soziale Unterstützung.
- Bewegungsförderung sollte auch dazu führen, dass Kinder sich in ihrem Alltag mehr bewegen, dass sie von sich aus ein Übermaß an sitzenden Tätigkeiten meiden. Natürliche Freude an Bewegung kann somit zur *Verminderung von Risikofaktoren* wie etwa Bewegungsmangel beitragen.
- Spezielle Bewegungsangebote können die *Bewältigung von Beschwerden* oder die *Bearbeitung von Fehlentwicklungen* unterstützen. Dazu gehören z. B. spezielle Maßnahmen für übergewichtige Kinder oder psychomotorische Angebote für Kinder mit Entwicklungsauffälligkeiten.
- Durch eine *Verbesserung der motorischen Kompetenzen* können präventive Wirkungen erzielt werden. Koordinative Fähigkeiten tragen z. B. zur Unfallprävention bei und eine Verbesserung der Reaktionsfähigkeit hilft, beispielsweise im Straßenverkehr besser reagieren zu können.

Ziele der Gesundheitsförderung bei Kindern

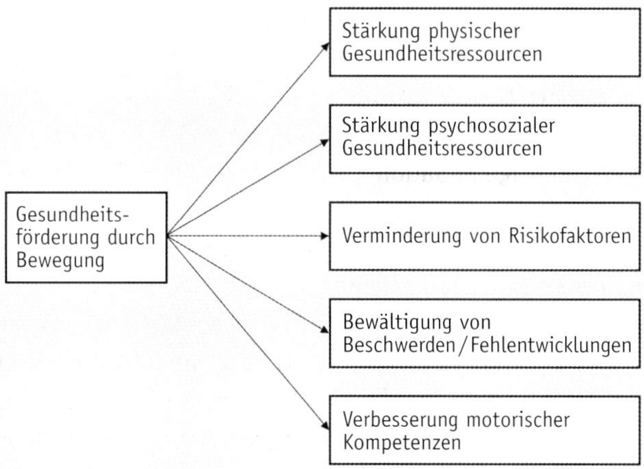

Selbstkonzept und Selbstwertgefühl

Eine wichtige Rolle im Rahmen der psycho-sozialen Ressourcen nimmt das Selbstkonzept eines Kindes ein. Es ist dafür verantwortlich, wie das Kind sich selbst einschätzt, ob es Vertrauen in die eigenen Fähigkeiten hat, ob es aktiv auf andere zugeht oder sich eher abwartend verhält, ob es bei Schwierigkeiten schnell aufgibt oder sich durch sie geradezu herausgefordert fühlt.

Erfahrungen mit der sozialen und materialen Umwelt

Im Selbstkonzept spiegeln sich die Erfahrungen wieder, die es in der Auseinandersetzung mit seiner sozialen und materialen Umwelt gewonnen hat, ebenso aber auch die Erwartungen, die von der Umwelt an das Kind herangetragen worden sind. Bei der Bildung des Selbstkonzeptes haben die über den Körper und die Bewegung gemachten Erfahrungen große Bedeutung: Durch Bewegungshandlungen lernen Kinder sich selbst kennen, sie erhalten Rückmeldung über das, was sie können, sie erleben Erfolg und Misserfolg und realisieren, dass sie ihn selbst bewirkt haben. Sie erleben aber auch, was andere ihnen zutrauen, wie sie von ihrer sozialen Umwelt eingeschätzt werden. Diese Erfahrungen, Kenntnisse und Informationen münden ein in Einstellungen und Überzeugungen zur eigenen Person, die sich mit dem Begriff »Selbstkonzept« fassen lassen (vgl. Zinnecker / Silbereisen 1996, 291).

Positives Selbstkonzept

Das Selbstkonzept wirkt sich in hohem Maße auf das menschliche Verhalten aus: Ein positives Selbstkonzept äußert sich z. B. in der Überzeugung, neuartige und schwierige Anforderungen bewältigen zu können, Probleme zu meistern, eine Situation »im Griff« zu haben.

- Wird eine schwierige Situation als unüberwindliches Problem oder als besondere Herausforderung erlebt?
- Wie werden die eigenen Möglichkeiten, Probleme zu bewältigen, und die eigenen Kompetenzen eingeschätzt?

Selbstbewertung im Spiegel der Umwelt

Von besonderer Bedeutung ist dabei, dass alle Informationen, die eine Person über sich selbst erhält, subjektiv bewertet, interpretiert und verarbeitet werden. Je nachdem, wie man sich nun selbst wahrnimmt, können objektiv gleiche Leistungen ganz unterschiedlich eingeordnet werden. Das »Konzept«

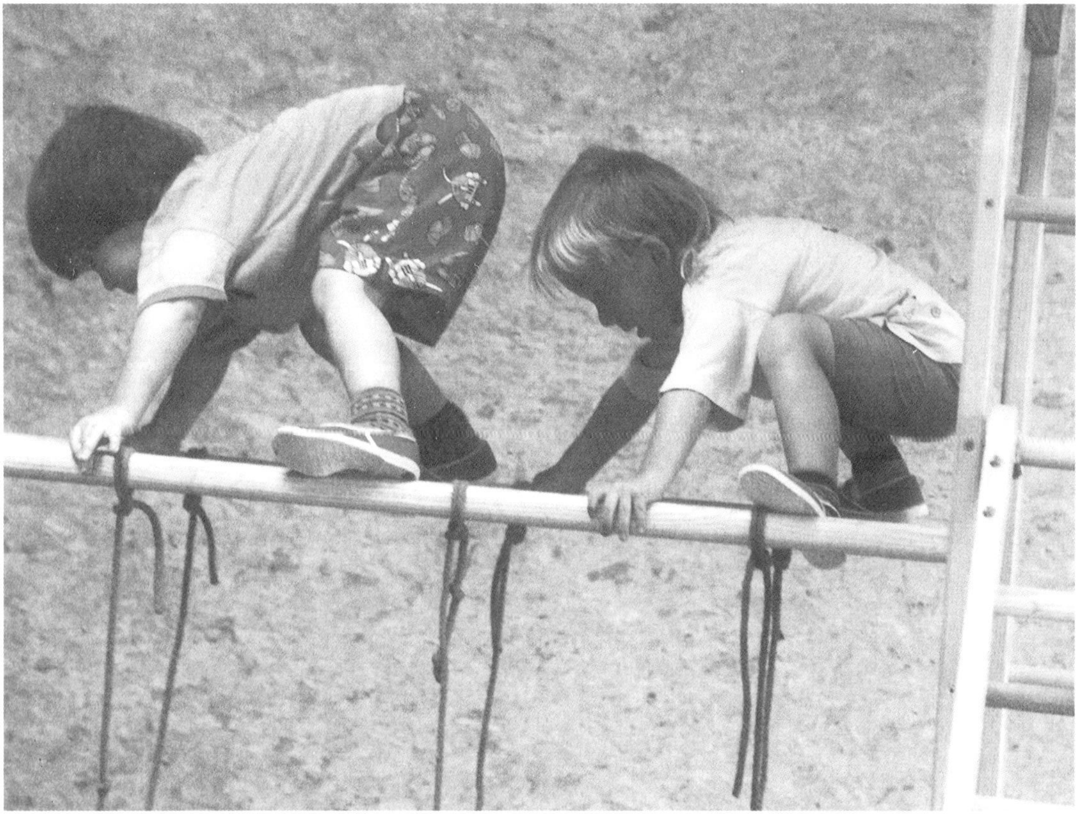

von den eigenen Fähigkeiten, Begabungen und dem eigenen Können muss nämlich nicht ein genaues Abbild der tatsächlichen Leistungen sein. Es entsteht vielmehr aus der Bewertung der eigenen Handlungen und Leistungen. Entscheidend für die Selbstbewertung ist dabei auch das Bild, das sich andere nach den eigenen Vorstellungen von einem machen. So sieht ein Kind sich selbst oft im Spiegel seiner Spielkameraden. Obwohl es objektiv vielleicht gar nicht ungeschickt oder unbeholfen ist, schätzt es sich selbst doch so ein, wenn es von den Eltern, der Erzieherin, den Lehrern oder anderen Kindern so beurteilt wird.

Die Einschätzung der eigenen Fähigkeiten kann also zu einer »sich selbst erfüllenden Prophezeiung« werden. Besonders betroffen sind hiervon Kinder, die Bewegungsbeeinträchtigungen oder körperliche Auffälligkeiten haben (z. B. übergewichtige Kinder). Körperliche Leistungen und motorische Fähigkeiten haben bei Kindern einen hohen Stellenwert, die Erfahrung körperlicher Unterlegenheit, Ängstlichkeit und Unsicherheit wirken sich daher schnell auf die Selbstwahrnehmung und damit auch auf das Selbstkonzept des Kindes aus, gleichzeitig beeinflussen sie den sozialen Status und die Position in der Gruppe.

Misserfolgserlebnisse

Häufige Misserfolgserlebnisse bergen die Gefahr, dass – zum Teil unbewusst – ein negatives Selbstkonzept aufgebaut wird. Das Kind wird sich im Lauf der Zeit noch weniger zutrauen, als es in Wirklichkeit kann. Wird es dann auch noch von Erwachsenen oder anderen Kindern als »Tolpatsch« eingestuft, werden Leistungen und Fertigkeiten von ihm erst gar nicht erwartet, fühlt es sich auch selbst als Versager. Einige dieser Kinder reagieren mit Resignation und Rückzug, andere wiederum versuchen, das Gefühl der eigenen Minderwertigkeit zu kompensieren, indem sie aggressiv werden und ihre motorische Unterlegenheit durch körperliche Angriffe auf andere zu verdecken suchen. Bewegungsangebote werden aus Angst vor neuen Misserfolgserlebnissen gemieden. Durch mangelnde Übung wird schließlich der Leistungsabstand zu den Gleichaltrigen noch größer, durch entsprechende Reaktionen der Gruppenmitglieder – »der spielt sowieso nicht mit« – wird die Außenseiterposition erhärtet. Das Kind manövriert sich scheinbar selbst in eine ausweglose Situation – ein Kreislauf, bei dem jede neue Erfahrung die eigenen Annahmen bestätigt. So entsteht ein Teufelskreis, aus dem das Kind meist ohne Hilfe nicht herauskommt. Das Schaubild auf Seite 26 verdeutlicht diesen Prozess: Es können sehr unterschiedliche Gründe für motorische Beeinträchtigungen vorhanden sein, als wichtigste Einflussfaktoren wirken Misserfolgserlebnisse. Die zunächst vielleicht nur auf den motorischen Bereich begrenzten Auffälligkeiten und Schwächen haben oft Probleme im Hinblick auf die soziale Integration der Kinder zur Folge. Es kann zu Verhaltensauffälligkeiten (Aggressivität, Rückzugstendenzen) kommen und darüber hinaus zu einem negativen Selbstwertgefühl.

Bedingungsfaktoren und Folgen motorischer Schwächen

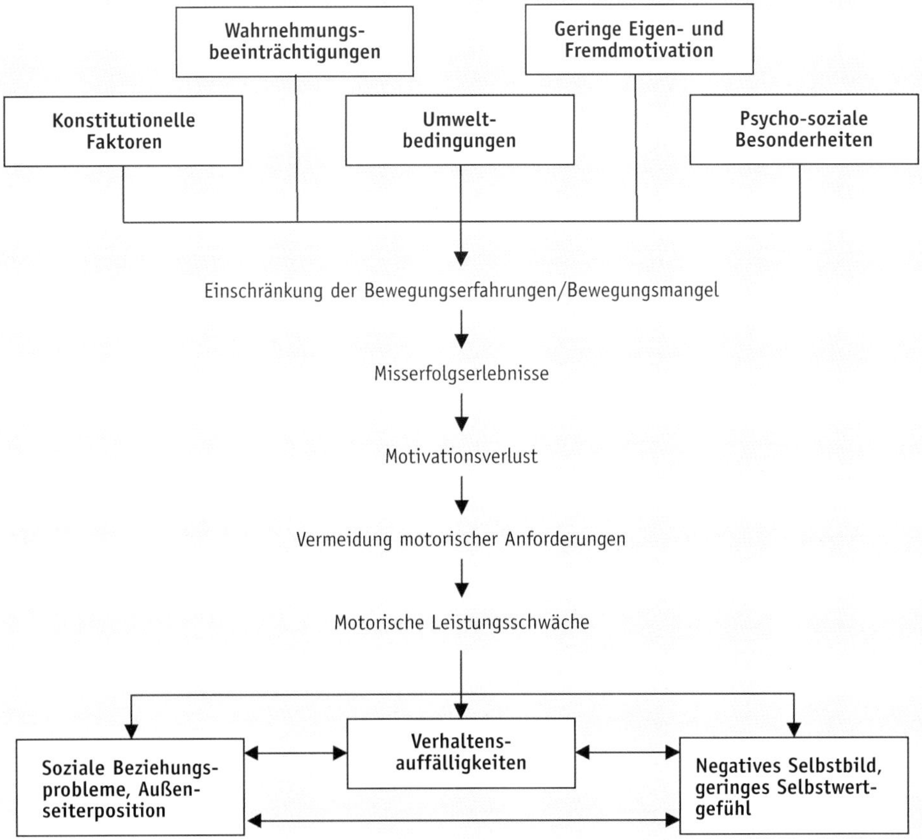

Wege aus dem Teufelskreis

Förderung von Schutzfaktoren

Ein Weg aus dem Teufelskreis besteht in der Förderung so genannter Schutzfaktoren: Erfahrungen der Wirksamkeit des eigenen Verhaltens, das Gefühl, eine Situation ganz unter Kontrolle zu haben oder soziale Unterstützung durch andere zu erhalten. Diese Erfahrungen haben schützende Wirkungen, das heißt, das Kind erlebt sich nicht weiter als hilflos, sondern es nimmt selbst Einfluss auf das Geschehen. Es setzt sich realistische Ziele und versucht, diese zu erreichen.

Psycho-soziale Gesundheitsressourcen

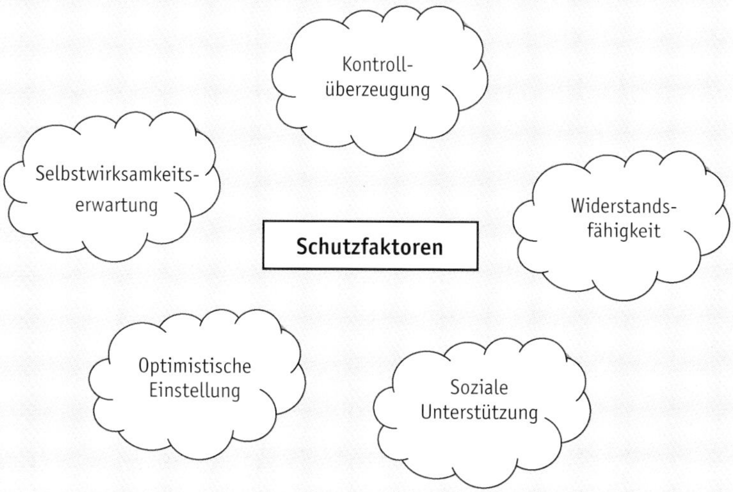

Bewegungssituationen sind gut geeignet, solche Erfahrungen zu vermitteln, denn hier erlebt das Kind, wie es ihm beispielsweise zunehmend besser gelingt, den Ball zu beherrschen, ihn zu prellen, zu werfen oder zu fangen. Weicht es dem Ball anfangs beim Spiel mit den anderen aus, kann es sich mit der Zeit zunehmend aktiv am Spiel beteiligen.

Selbstwirksamkeit und Kontroll-überzeugung

Am Beispiel der Selbstwirksamkeit soll im Folgenden erläutert werden, wie Bewegung dazu dienen kann, solche Schutzfaktoren zu entwickeln. Die Selbstwirksamkeit beinhaltet die subjektive Überzeugung eines Menschen, selbst etwas bewirken und verändern zu können. Dazu gehört die Annahme, selbst Kontrolle über die jeweilige Situation zu haben, sich kompetent zu fühlen und durch die eigenen Handlungen Einfluss auf die materiale oder soziale Umwelt nehmen zu können (vgl. Zimmer 2004 c, 51 ff.).

Konzept eigener Fähigkeiten

Im Spiel erleben Kinder z. B., dass sie Ursache bestimmter Effekte sind: Sie bauen einen Turm aus Holzklötzen und werfen ihn anschließend wieder um. Prellen, rollen oder werfen sie einen Ball, erleben sie dabei immer, dass sie selbst es sind, die die Effekte mit dem Ball erzielt haben. Das Handlungsergebnis – einen Ball in den Korb geworfen oder auf das Tor geschossen zu haben – verbinden sie mit der eigenen Anstrengung und dem eigenen Können, und so entsteht ein erstes Konzept eigener Fähigkeiten. Selbstwirksamkeitsüberzeugungen stellen die Grundlage des Selbstkonzeptes dar. Wer glaubt, die Ergebnisse seines Tuns nur wenig im Griff zu haben, wird auch nur wenig Stolz auf das Erreichte haben können. Erfolge werden dann weniger der eigenen Anstrengung und den eigenen Fähigkeiten, sondern eher dem Glück oder dem Zufall zugeschrieben.

Kontrollierbare Situationen

Selbstwirksamkeitsüberzeugungen können für den Erfolg entscheidender sein als die objektiven Leistungsvoraussetzungen. Wer darauf vertraut, eine Aufgabe selbstständig bewältigen zu können, wird sich eher ein gewisses Schwierigkeitsniveau zutrauen. Daraus ergibt sich auch ein stark motivierender Effekt: Situationen, die kontrollierbar erscheinen, werden erneut aufgesucht, die eigene Kompetenzerwartung steigert das eigene Selbstwertgefühl. Umgekehrt besteht die Gefahr, dass Kinder, die glauben, keine Kontrolle über eine Situation zu haben, weniger oft Erfolg erleben und folglich in ihren negativen Erwartungen bestätigt werden. Im Gegensatz dazu werden diejenigen, die davon überzeugt sind, eine Situation unter Kontrolle zu haben, öfter Erfolg haben und ihre Überzeugungen damit aufs Neue bestätigen. Dies hat einen sich selbst verstärkenden Kreislauf zur Folge.

Hilfen beim Aufbau eines positiven Selbstkonzeptes

Um bei Kindern die Förderung personaler Ressourcen zu unterstützen und zum Aufbau eines positiven Selbstkonzeptes beizutragen, sind folgende Maßnahmen geeignet:

Eigene Stärken erkennen helfen

Dem Kind sollte Rückmeldung über seine Stärken und besonderen Vorzüge erhalten, so dass es Vertrauen in die eigene Kraft und die eigenen Fähigkeiten gewinnt. Spiel- und Bewegungsangebote sollten möglichst allen Kindern Könnenserfahrungen und Erfolgserlebnisse vermitteln. Voraussetzung hierfür sind differenzierte Schwierigkeitsgrade, aus denen die Kinder auswählen können.

Selbstwirksamkeitserfahrungen ermöglichen

Spiel- und Bewegungssituationen können so konzipiert werden, dass das Kind durch seine Handlungen Veränderungen in der materialen Umwelt bewirken kann; Veränderungen sollten in der Spiel- und Bewegungssituation für das Kind sichtbar sein, es sollte konkret wahrnehmen können, dass es selbst Verursacher seiner Handlungen ist, dass ein gelungenes Spiel oder eine erfolgreiche Übung auf die eigene Anstrengung zurückgeführt werden kann (vgl. Kapitel 6, Ideenwerkstatt: Bewegungsförderung in der pädagogischen Praxis, Seite 92ff.).

Eigenaktivität und Selbsttätigsein fördern

Die Bewegungsangebote sollten die Eigenaktivität und die Selbsttätigkeit des Kindes herausfordern. Impulse der Erzieherin können die Eigenaktivität zwar unterstützen, sie sollten den Handlungsspielraum des Kindes jedoch nicht zu sehr einengen. Auch Hilfeleistungen sollten – wenn erforderlich – eher indirekt gegeben werden. Für das Kind ist es wichtig, eine Aufgabe selbstständig und aus eigener Kraft geschafft zu haben.

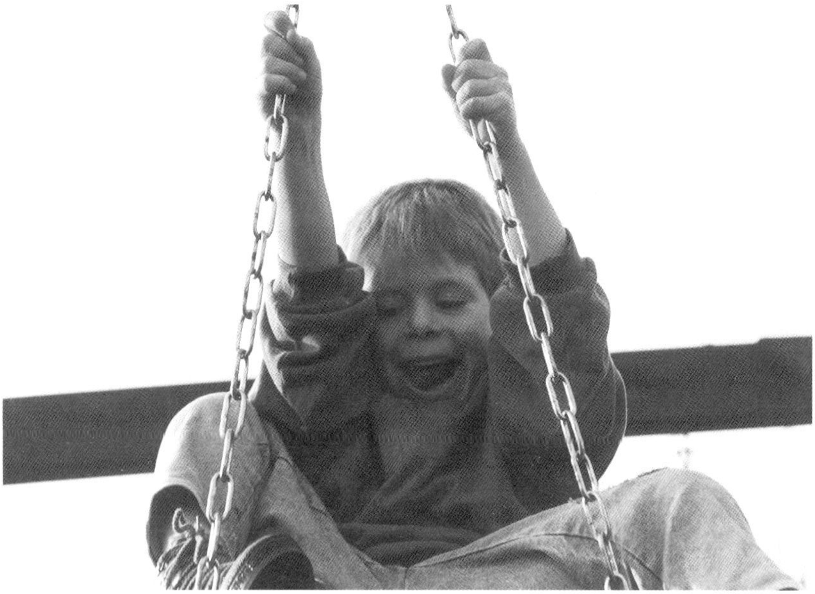

Vergleiche mit anderen vermeiden und stattdessen individuelle Bezugsnormen setzen

Zwar ist die Einschätzung der eigenen Fähigkeiten oft an einen Vergleich mit der Leistung anderer gebunden, diese Tendenz sollte durch die Erzieherin jedoch nicht noch verstärkt werden. Vielmehr sollte sie dem Kind den eigenen, individuellen Leistungsfortschritt bewusst machen.

Aus dem Vertrauen in eine verfügbare und »beherrschbare« Umwelt und aus dem Zutrauen der sozialen Umgebung (Eltern, Erzieherin, andere Kinder) in die Fähigkeiten und Tüchtigkeit des Kindes erhält es die Chance zum Aufbau eines positiven Selbstkonzeptes (vgl. Zimmer 2004 c).

2. Bewegungsmangel und seine Folgen

Im folgenden Kapitel werden die Veränderungen der kindlichen Lebenswelt aufgezeigt. Ergebnisse aus Schuleingangsuntersuchungen geben deutliche Hinweise auf eine Verschlechterung der gesundheitlichen Situation der Kinder, insbesondere hinsichtlich ihrer Wahrnehmungsfähigkeiten. Am Beispiel von Adipositas und dem Aufmerksamkeitsdefizitsyndrom mit Hyperaktivität (ADHS) sollen kindliche Entwicklungsprobleme diskutiert werden.

Veränderte Lebenssituation von Kindern

Kindheit ist in den vergangenen beiden Jahrzehnten einem wesentlichen Wandel unterworfen worden. Aufgrund der zunehmenden Motorisierung und Technisierung der Umwelt, der Ausgrenzung von Spiel und Bewegung in speziell dafür vorbereitete Räume und der damit verbundenen Pädagogisierung der kindlichen Erfahrungswelt haben sich die Lebensbedingungen von Kindern entscheidend verändert. Dies betrifft insbesondere folgende Lebensbereiche:

Verhäuslichung des Spiels

- Durch die zunehmende Verkehrsdichte wird der Spiel- und Lebensbereich »Straße« immer mehr zur Gefahrenzone für Kinder. Die Straße hat daher ihre Bedeutung als Kommunikationsraum für Kinder aller Altersstufen verloren. Anstelle freier Straßenspiele bevorzugen Kinder heute das Spielen in der Wohnung.

Reduzierung natürlicher Bewegungsräume

- Auch in der unmittelbaren Wohnumwelt sind Nischen und Freiräume verlorengegangen, die in Form von unbebauten Grundstücken, Höfen, freien Plätzen und wilden Gärten zur Verfügung standen. Natürliche Spiel- und Bewegungsgelegenheiten wurden damit immer mehr reduziert und stattdessen künstliche Spielplätze geschaffen. Damit ist das alltägliche Wohnumfeld für Kinder immer weniger der Ort, an dem sie auch spielen; Kinder werden immer häufiger an »Orte für Kinder« gebracht, die von Pädagogen geplant und vorstrukturiert sind.

Aufsicht durch Erwachsene

- Der Mangel an Spielmöglichkeiten in der unmittelbaren Umgebung der Wohnung der Kinder bringt Transportprobleme mit sich. Kinder müssen von Erwachsenen begleitet werden, wenn sie einen Spielplatz aufsuchen; auch beim freien Spiel mit anderen befinden sie sich so häufig unter der Aufsicht Erwachsener.

Spielen nach Terminkalender

- Der Verlust an direkt erreichbaren Spielorten hat auch zur Folge, dass Kinder kaum mehr zufällig auf andere Kinder treffen, sondern sich verabreden müssen. So sind schon vier- bis fünfjährigen Kindern Terminvereinbarungen mit Gleichaltrigen vertraut, meist verabreden sie sich mit nur einem Kind. Das früher selbstverständliche Zusammenspiel mehrerer Kinder wird immer seltener. (Verabredungen werden bei jüngeren Kinder auch häufig von den Eltern geplant, weil Kinder von sich aus kaum mehr Freunde finden).

Ein-Kind-Familien

- Die Anzahl der Kinder in einer Familie geht immer mehr zurück. Viele Kinder wachsen in unvollständigen Familien auf bzw. sind Einzelkinder. Fast 60 % aller Familien mit Kindern unter 14 Jahren haben nur noch ein Kind. Während es früher selbstverständlich war, immer genügend Freunde zum Spiele zu haben, sind Kinder heute oft auf sich alleine angewiesen.

Mediatisierung

- Die Zunahme des Medienkonsums über Fernsehen und Video bringt einen für Kinder ganz unnatürlich langen »Bewegungsstillstand« mit sich. Kinder zwischen 3 und 7 Jahren verbringen an Werktagen durchschnittlich 1 Stunde, an Samstagen sogar 1 $^1/_2$ Stunden vor dem eingeschalteten Fernsehgerät. Das Fernsehen verdrängt mehr und mehr andere, für die kindliche Entwicklung wichtige Aktivitäten vom Tagesprogramm. So eignen sich Kinder heute die Welt fast ausschließlich aus zweiter Hand an, anstatt sie durch eigenes Handeln, durch Ausprobieren und Experimentieren zu entdecken.

Institutionalisierung

- Viele Kinder leben heute in beengten Wohnverhältnissen, die den kindlichen Bewegungsdrang sehr einschränken. Bewegungsbedürfnisse werden in speziell dafür hergerichtete Räume verlagert, Kinder werden zum Sportverein, zum Ballett und zur Reitstunde gefahren und lernen dabei, dass Bewegung in eine Welt des Sports und der organisierten Angebote gehört. In der unmittelbaren Umgebung der Kinder wird ihr Bewegungsdrang dagegen von den Erwachsenen häufig als störend empfunden.

Konsum-orientierung

- Kinder werden zu immer beliebteren Zielgruppen für die Konsumgüter- und Werbeindustrie. Noch nie gab es so viel Spielzeug, Kinderkleidung, Kinderfilme, Fernsehsendungen für Kinder, Hörkassetten und Alltagsdinge, die direkt auf Kinder zugeschnitten sind. Spielzeug wird pädagogisiert, es wird als Lernmittel entdeckt, mit dem man bei Kindern ganz bestimmte Entwicklungsfunktionen fördern und Entwicklungsdefizite abbauen kann (z. B. logische Blöcke, die das Denken üben sollen, Spiele zur Erweiterung des Sprachschatzes und zur Förderung der Konzentration).

»Veranstaltete« Kindheit

- Noch nie gab es so viele Freizeitangebote, die sich an Kinder wenden. Sowohl auf sportlichen, als auch auf musisch-kreativen Gebieten können Kinder einer unüberschaubaren Vielzahl an organisierten Beschäftigungen nachgehen. Damit ist Kindheit zu einer »veranstalteten« Kindheit geworden, Kindern wird eine Vielzahl von Programmen und Angeboten offeriert, die andere für sie aufbereitet haben, aber sie sind arm an Möglichkeiten zu unabhängiger, selbst gestalteter Weltaneignung.

Zwar hatten Kinder noch nie ein so großes Angebot an Freizeitaktivitäten, an Spielmaterial und Anregungen durch die Medien, jedoch sind auf der anderen Seite ihre Möglichkeiten drastisch beschnitten worden, selbstständig Erkenntnisse über die Zusammenhänge ihrer Umwelt zu gewinnen und nachzuvollziehen. So steht einer Verarmung an körperlichen Betätigungsmöglichkeiten im kindlichen Alltag eine Überflutung an Sinnesreizen vor allem im visuellen und auditiven Bereich gegenüber.

Folgen für die Entwicklung

Die Einschränkung der Spiel- und Bewegungsmöglichkeiten infolge einer immer stärker expandierenden Technisierung und Motorisierung, der Verlust an unmittelbaren körperlich-sinnlichen Erfahrungen hat ohne Zweifel entscheidenden Anteil an den bei Kindern in den letzten Jahren gehäuft auftretenden Haltungs- und Bewegungsauffälligkeiten. Gerade im vorschulischen Alter vollziehen sich grundlegende Entwicklungsprozesse, die die Basis der späteren Haltung und Leistungsfähigkeit bilden. Der heranwachsende Organismus ist, bedingt durch Zivilisationseinflüsse wie z. B. Bewegungsmangel oder falsche Ernährung, jedoch besonders anfällig gegenüber Störfaktoren.
Die Reduzierung der körperlich-sinnlichen Erfahrungen und die mangelnden Verarbeitungsmöglichkeiten der auf das Kind einströmenden Reize führen zusammen mit der oft gleichzeitig einsetzenden Einschränkung seiner Bewegungsmöglichkeiten nicht selten zu weitergehenden Beeinträchtigungen der kindlichen Entwicklung. Zunehmend kommt es zu Störungen in der Wahrnehmungsverarbeitung und zu Verhaltensauffälligkeiten. Kommunikative Störungen, Ängste, Aggressivität, mangelnde Konzentrationsfähigkeit und Hyperaktivität sind Symptome, die immer häufiger auftreten und bereits vor dem Schuleintritt zu Problemen der Kinder in der Auseinandersetzung mit ihrer Umwelt führen (Hurrelmann 1991).

Ergebnisse aus Schuleingangsuntersuchungen

Offensichtlich kann bereits in der frühen Kindheit und im vorschulischen Alter – trotz eines gut funktionierenden Vorsorgesystems und ausreichender medizinischer Versorgung aller Bevölkerungsschichten – keinesfalls von einer problemlosen, unauffälligen Entwicklung ausgegangen werden. Wichtige Information über den Gesundheitszustand der Kinder liefern die Schuleingangsuntersuchungen, die in der Regel in den letzten Monaten vor der Ein-

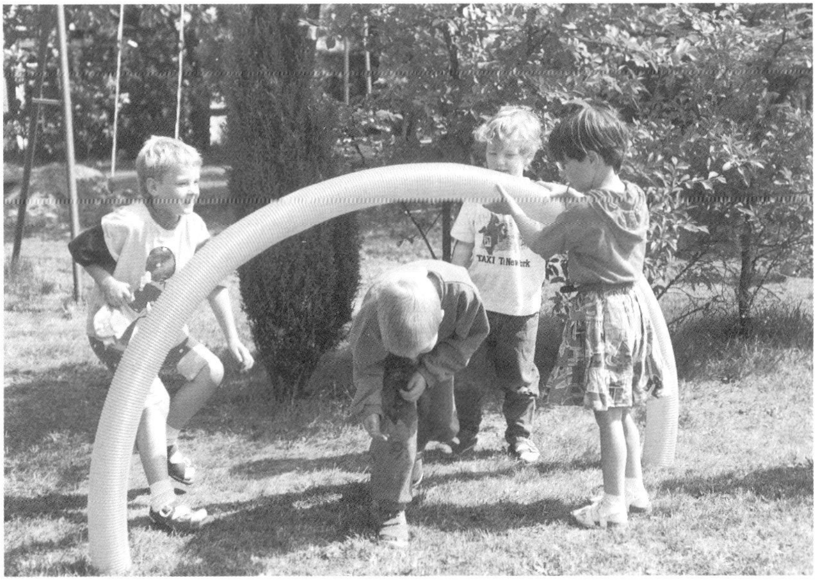

schulung durchgeführt werden. So sind in einem Bericht der Bundeszentrale für gesundheitliche Aufklärung (1996) über die Auswertung von Schuleingangsuntersuchungen und über die Analyse der Daten aus Erhebungen zu Früherkennungsuntersuchungen folgende Tendenzen zu erkennen:

- Auffallend viele Kinder weisen Defizite in der motorischen Entwicklung, bei körperlichen Ausdauerleistungen und hinsichtlich ihrer Koordinationsfähigkeit auf. Einhergehend mit einer verringerten körperlichen Leistungsfähigkeit werden in zunehmendem Maße Haltungsschäden festgestellt. *Motorik*
- Über- bzw. Untergewicht gehören ebenfalls zu den häufig festgestellten gesundheitlichen Problemen. Mit steigendem Alter nehmen auch die Formen problematischen Ernährungsverhaltens und der Fehlernährung zu. *Fehlernährung*

Sprachentwicklung

- Betroffen sind auch die Sprachentwicklung der Kinder, ihr Hör- und Sehvermögen und die Wahrnehmungsentwicklung. Auch hier ist von einer steigenden Anzahl von Problemen bei Kindern im Kindergartenalter auszugehen, die die weitere Entwicklung der Kinder beeinträchtigen können.

Unfälle

- Im Zusammenhang mit Bewegungsbeeinträchtigungen, Wahrnehmungsstörungen und Koordinationsschwächen sind auch die gehäuften Unfälle im Straßenverkehr und die Unfälle im häuslichen Umfeld und im Freizeitbereich zu sehen.

Konzentration

- Darüber hinaus leiden viele Kinder bereits im vorschulischen Alter unter Verhaltensauffälligkeiten und Konzentrationsstörungen.

Diese eher allgemeinen Befunde werden durch differenziertere Daten bestätigt: Am Beispiel einer Region in Norddeutschland sollen im Folgenden die Ergebnisse der Schuleingangsuntersuchungen vor allem hinsichtlich der für die Motorik und die Wahrnehmung ermittelten Werte vorgestellt werden. Mit Hilfe eines standardisierten Verfahrens (SOPHIA) erfolgt bei den Gesundheitsämtern die Erhebung und gemeinsame Auswertung der Daten mit dem Ziel einer Gesundheitsberichterstattung, und damit verbunden natürlich auch mit dem Anliegen, Eltern Hilfen zur Bearbeitung festgestellter Entwicklungsauffälligkeiten und -störungen zu empfehlen. Bei der Untersuchung wird neben einem Hör- und Sehtest auch der körperliche Status der Kinder erhoben. Der Hauptschwerpunkt liegt auf der Ermittlung von Entwicklungsproblemen, die unter Umständen die Schulleistungen mindern können. Dazu gehören unter anderem Schwächen in der Bewegungskoordination, der Sprachentwicklung und der Wahrnehmungsentwicklung.

Untersuchungsergebnisse

Langenbruch berichtet, dass »die Schuleingangsuntersuchungen 2003 im Landkreis Hildesheim im Durchschnitt bei 22 % aller untersuchten Kinder (N =3510) einen bis zur Untersuchung nicht bekannten, aber gravierenden und unter Umständen deutlich schulleistungsmindernden Befund in einem der schulrelevanten Kernbereiche Sehen, Hören, Sprachentwicklung, motorische Entwicklung, Wahrnehmungsentwicklung erbrachten.« (Langenbruch 2004).

Besondere Bedeutung misst sie der Sekundärproblematik bei: Kinder mit den umschriebenen Entwicklungsstörungen haben ein deutlich erhöhtes Risiko, insbesondere hinsichtlich ihrer psychosozialen Entwicklung und möglicher Verhaltensprobleme.

Ergebnisse Schuleingangsuntersuchungen 1999–2003, Hildesheim

	Sehtest	Hörtest	Sprache	Motorik
altersentsprechend	76,10	75,00	64,10	73,70
Abweichung	0,00	10,50	17,20	14,40
in Behandlung	14,30	5,20	13,30	7,40
Arztbrief	8,20	7,60	4,70	3,90
Behandlungsbedarf	22,50	12,80	18,00	11,30

Die Tabelle macht deutlich, dass die Durchschnittswerte der Schuleingangsuntersuchungen hinsichtlich der Motorik bei 73,7 % der Kinder eine altersentsprechende Entwicklung, bei 26,3 % nicht-altersentsprechende Ergebnisse aufweisen. Gut ein Viertel der untersuchten Kinder befinden sich bereits in Behandlung, sind behandlungsbedürftig oder ihre Entwicklung bedarf einer besonderen Beobachtung.

Auditive und visuelle Wahrnehmung

Bei der im Sinne eines Screening-Verfahrens durchgeführten Untersuchung der visuellen und auditiven Wahrnehmungsentwicklung ergaben sich für 60,9 % der Kinder völlig altersentsprechende Befunde. Bei 22,3 % der Kinder war das Ergebnis nicht altersgerecht, so dass hier eine differenzierte Beobachtung und gegebenenfalls entsprechende Intervention in Abhängigkeit vom Verlauf in der Schule notwendig ist. 10 % der Kinder befanden sich bereits in einer entsprechenden Therapie/Fördemaßnahme, und bei weiteren 6,8 % der Kinder

waren die Einschränkungen in der Wahrnehmungsentwicklung so ausgeprägt, dass eine spezifische Fördermaßnahme/Therapie für erforderlich gehalten wurde.
Zusammenfassend kann man also sagen, dass ca. 40 % der Schulanfänger im Bereich der auditiven und/oder visuellen Wahrnehmung nicht altersentsprechend entwickelt waren. Im Vergleich der Ergebnisse von 1999–2003 zeigt sich vor allem in diesem Untersuchungsbereich eine deutliche Zunahme der Probleme.

Motorik

Hinsichtlich ihrer Motorik wurden 72,6 % der untersuchten Kinder als altersentsprechend eingeordnet, bei 15,6 % waren diskrete Auffälligkeiten zu beobachten, 8,1 % waren in Behandlung und für 3,9 % erschien eine differenzierte Kontrolle/Therapie erforderlich. Hier betrug die Gesamtzahl der Auffälligkeiten bei den Schulanfängern also 28 %.

Zusammenhang mit dem elterlichen Bildungsgrad

Die Untersuchung nach dem standardisierten Modell SOPHIA umfasst neben den oben aufgeführten Elementen auf freiwilliger Basis die Befragung der Eltern zu ihrem eigenen Bildungsweg. Grundsätzlich lässt sich für nahezu alle Bereiche eine deutliche Korrelation der problematischen Befunde mit einem schwächeren elterlichen Bildungsgrad feststellen. Ganz besonders im Bereich der Wahrnehmungsentwicklung sind die Unterschiede bemerkenswert: In Familien mit höherem Schulabschluss zeigten die Kinder bei etwa 22 % geringe Abweichungen von der Altersnorm. Bei Kindern von Eltern ohne Schul- und Berufsabschluss dagegen fanden die Schulärztinnen bei rund 52 % beobachtungs- oder gar behandlungsbedürftige Befunde.
Diese Ergebnisse wurden in einem Flächenlandkreis erhoben – etwa 2300 der Schulanfänger stammen aus den Landkreisgemeinden, etwa 1200 aus dem Stadtgebiet Hildesheim; es ist davon auszugehen, dass sie in Großstädten sogar noch ungünstiger liegen.

Eine Reihe von Entwicklungsauffälligkeiten in der frühen Kindheit ist als Zivilisationskrankheiten zu verstehen, sie sind präventiv beeinflussbar. Eine zentrale Rolle spielt dabei die Bewegungsförderung, denn viele der oben genannten Symptome sind auf Bewegungsmangel zurückzuführen. Bewegungsmangel bleibt nicht ohne Folgen. Manche der Folgen sind sichtbar – ein Zuviel an Gewicht –, manche sind nicht sichtbar und damit aber nicht minder belastend für die betroffenen Kinder. Auf sie wird im Folgenden eingegangen.

Zu wenig Bewegung, zu viel Gewicht – Übergewicht und Adipositas

Steigende Tendenz

Fast food, Süßigkeiten, Fernsehen und sitzende Beschäftigungen, selbst kurze Entfernungen werden mit dem Auto zurückgelegt – der erhöhten Kalorienzufuhr steht eine verminderte Bewegungsaktivität im Alltag gegenüber. Dies führt unweigerlich zu einer permanenten Gewichtszunahme. Jedes fünfte Kind ist in Deutschland übergewichtig, die Tendenz ist steigend und zunehmend wird Übergewicht als eine der folgenschwersten Zivilisationserkrankungen betrachtet. Nicht nur in Deutschland, sondern auch in allen anderen Industrienationen ist nicht nur die Häufigkeit sondern auch das Ausmaß der Adipositas steigend.

Mangelndes Selbstwertgefühl

Übergewicht entsteht durch ein Ungleichgewicht zwischen Energiezufuhr und Energieverbrauch. Hinzu kommen genetische Anlagen, denn viele dicke Kinder haben auch schon dicke Eltern. Übergewicht hat meist auch Folgen für das Verhalten und die Selbstwahrnehmung der Betroffenen: Die Kinder möchten ihren Körper nicht zeigen, finden Ausreden, um nicht an Bewegungsspielen teilzunehmen, täuschen manchmal aus Angst vor der Blamage Verletzungen und Unpässlichkeiten vor. Der Bewegungsmangel wird dadurch noch verstärkt. Zuflucht wird gesucht in Süßigkeiten und Naschereien. Es entsteht ein Teufelskreis: Der Angst vor Misserfolg folgt die Vermeidung von Bewegungsaktivitäten, es kommt zu Bewegungsbeeinträchtigungen bis hin zu Leistungsschwächen und aufgrund des geringen Energieverbrauchs natürlich auch zu einer Verstärkung der Adipositas. Gesundheitliche Risiken sind die Folge, Probleme, die bis ins Erwachsenenalter hineinreichen. Übergewicht bedeutet also nicht nur ein Zuviel an Gewicht, sondern oft auch ein Zuwenig an Selbstwertgefühl.

Body Mass Index

Ab wann kann man von Übergewicht und von Adipositas sprechen? Als Maß zum Feststellen von Übergewicht hat sich der Body Mass Index (BMI) durchgesetzt. Er wird aus dem Körpergewicht und der Körpergröße berechnet. (BMI = Körpergewicht : Körpergröße^2 ; kg : m^2). Während es für Erwachsene feste Werte gibt, ab wann von Übergewicht gesprochen werden kann, müssen bei Kindern und Jugendlichen Wachstum und Geschlecht berücksichtigt werden. Daher benutzt man hier Kurvensysteme, die so genannte Percentile. Kinder zwischen der 90. und der 97. Percentile gelten als übergewichtig, und ab der 97. Percentile als adipös. Die folgende Tabelle ermöglicht eine Einordnung.

Perzentile für den Body Mass Index für Jungen und Mädchen im Alter von 1 bis 10 Jahren

Alter (Jahre)	**Jungen**			**Mädchen**		
	50. Perzentil	90. Perzentil	97. Perzentil	50. Perzentil	90. Perzentil	97. Perzentil
1	16,8	18,7	19,8	16,4	18,3	19,2
2	16,1	18,0	19,1	15,9	17,9	19,0
3	15,6	17,6	18,8	15,5	17,6	18,8
4	15,5	17,5	18,8	15,3	17,5	18,9
5	15,4	17,6	19,0	15,3	17,7	19,2
6	15,5	17,9	19,4	15,4	18,0	19,7
7	15,7	18,3	20,2	15,6	18,5	20,4
8	16,0	19,0	21,1	16,0	19,3	21,5
9	16,4	19,8	22,2	16,5	20,0	22,5
10	16,9	20,6	23,4	16,9	20,1	23,5

Entstehungsfaktoren für Übergewicht

An der Entstehung von Übergewicht sind drei Faktoren beteiligt:

- Genetische Faktoren
- Ernährungsgewohnheiten
- Körperliche Inaktivität

Somatische Erkrankungen als Ursachen des Übergewichts (z. B. hormonelle Erkrankungen) sind mit einer Häufigkeit von weniger als 1 % nur sehr selten.
Für den dramatischen Anstieg der Adipositas werden in allen Veröffentlichungen zu diesem Krankheitsbild (es wird inzwischen als die Volkskrankheit Nr. 1 bezeichnet) die Veränderungen der Umweltbedingungen genannt. Fehlende Bewegungs- und Spielmöglichkeiten beeinflussen das Bewegungsverhalten der Kinder und Jugendlichen ungünstig. Der Grad der körperlichen Aktivität von Kindern und Jugendlichen wird aber auch maßgeblich durch den Grad der körperlichen Aktivität der Eltern beeinflusst.

Bewegungsmangel als Ursache

Die modernen Möglichkeiten der Fortbewegung und der Zugzwang, der von Fernsehen und Computern ausgeht, haben in den letzten Jahren zu einem deutlichen Rückgang der täglichen körperlichen Aktivität bereits bei Kindern und Jugendlichen geführt. Das Ausmaß des Fernseh- und Computerkonsums steht in engem Zusammenhang mit dem Ausmaß der Adipositas. Fernsehen heißt sitzen in körperlicher Unbeweglichkeit, gleichzeitig regt es zum Verzehr energiereicher Nahrungsmittel an.

Langfristige körperliche und psycho-soziale Folgen

Aus übergewichtigen Kindern werden meist auch übergewichtige Erwachsene. Je früher die Adipositas im Kindesalter beginnt, um so schwerwiegender sind die Folgen. So treten bereits im Kindesalter Bluthochdruck, Fettstoffwechselstörungen, Diabetes und orthopädische Probleme wie Knick-und Senkfuß oder Rückenbeschwerden auf.
Neben diesen körperlichen Folgen sind auch die psychosozialen Folgen schwerwiegend: Der größte Leidensdruck ergibt sich aus der sozialen Isolation, die adipösen Kindern droht. Adipöse Kinder und Jugendliche haben meist ein geringes Selbstwertgefühl, sie leiden unter den Hänseleien ihrer Altersgenossen. Etwa ein Fünftel aller adipösen Kinder sind ängstlich, depressiv und haben soziale Probleme (Epstein 1993). Therapieprogramme bauen daher meist auf drei Säulen auf: Ernährung, Bewegung und psychologische Beratung.
Am Ende des Buches (siehe Serviceteil, Seite 125ff.) sind Institutionen aufgeführt, die Angebote für adipöse und übergewichtige Kinder machen.

Therapieprogramme für übergewichtige/adipöse Kinder

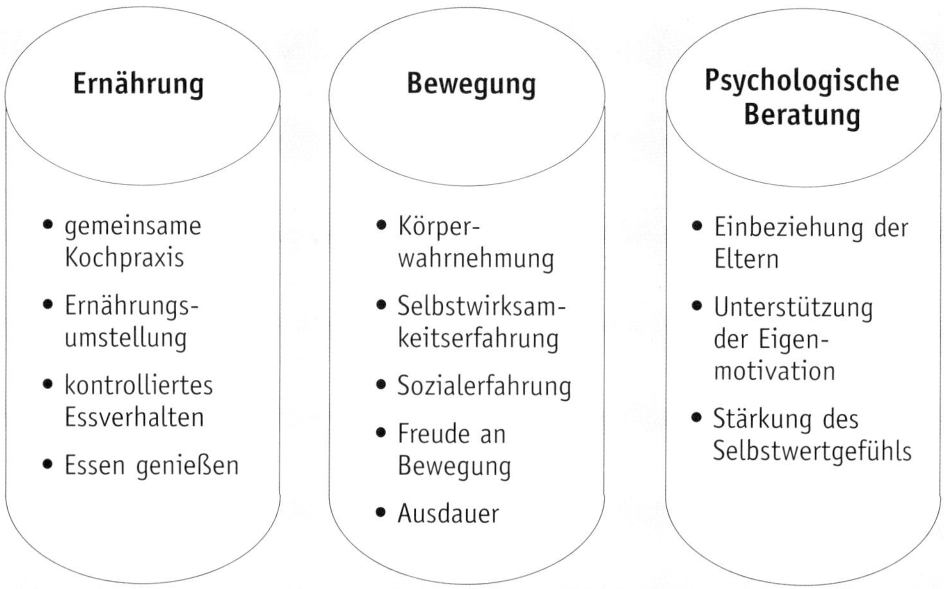

Bewegungsangebote für übergewichtige Kinder

Auf die oben genannten Besonderheiten muss Rücksicht genommen werden, wenn man übergewichtige Kinder mit Bewegungsangeboten und körperlichen Aktivitäten erreichen will. Zunächst gilt es, Bewegungssituationen herauszufinden, die günstig für übergewichtige Kinder sind, die ihnen Mut machen zum Mitmachen und die sie ihre »schwere« Startposition vergessen lassen. So haben übergewichtige Kinder beispielsweise Vorteile beim Trampolinspringen: Springt man mit mehr Gewicht ins Tuch hinein, wird man auch mit mehr Schwung wieder nach oben getragen. Beim Schwimmen schützt die dickere Fettschicht vor dem schnellen Frieren. Weitere Beispiele für die Praxis mit übergewichtigen Kindern finden sich im Kapitel 6, *Ideenwerkstatt*, Seite 92ff.).

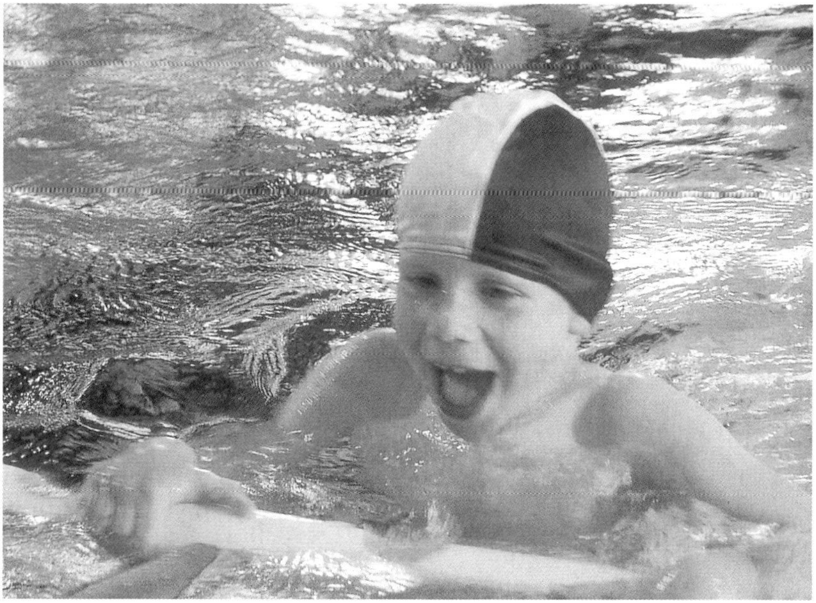

Ermutigung

Bei Bewegungsangeboten für übergewichtige Kinder sollte Folgendes beachtet werden:

- die Kinder vor Bloßstellungen der anderen schützen, humorvoll vor der Gruppe reagieren (»mit ein paar Pfunden mehr kann man noch besser springen«), die »lästernden« Kinder dann aber einzeln ansprechen und ihnen verdeutlichen, wie verletzend ihre Äußerungen für das betroffene Kind wirken;
- den Kindern ihre Stärken bewusst machen, ihnen zeigen, was sie gut können und wo sie besondere Talente haben;
- loben und ermutigen, wenn die Kinder etwas geschafft haben;
- Vergleiche innerhalb der Gruppe vermeiden, eher den Vergleich der Kinder mit sich selbst anregen;
- Bewegungsangebote mit einer guten Mischung aus intensiven Bewegungsphasen und Ruhe / Entspannungsphasen anbieten, damit die Kinder sich auch auf legitime Weise ausruhen können.

Übergewicht bei Kindern hat nachweislich auch Auswirkungen auf ihr Selbstkonzept, dies zu verändern, bedarf mehr als nur eines ausgeklügelten Fitnessprogramms. Zunächst gilt es, das Selbstwertgefühl des Kindes zu stabilisieren, damit es sich trotz seiner Leibesfülle auch in eine Sportgruppe wagt, damit es sich seines Körpers nicht schämt, sondern ihn annimmt, um dann aber auch etwas für ihn zu tun (vgl. Kapitel 1, Seite 23ff.).

Hilfen für den Zappelphilipp – Aufmerksamkeitsstörungen und Hyperaktivität

Die Aufmerksamkeitsdefizit-/Hyperaktivitätsstörung (ADHS) zählt zu den am häufigsten diagnostizierten Erkrankungen bei Kindern. Betroffen sind ca. 2 bis 12 % der Kinder. Jungen sind von einer ADHS vier- bis neunmal häufiger betroffen. Die große Streuweite dieser Angaben resultiert an den unterschiedlichen Untersuchungsmethoden und Klassifikationssystemen, die für eine eindeutige Diagnose herangezogen werden. Die Kriterien, nach denen die Diagnose hyperkinetischer Störungen erstellt wird (nach ICD-10 (66)), sind in der folgenden Tabelle aufgeführt. Aus dieser Übersicht wird deutlich, wie häufig hyperkinetische Störungen am Bewegungsverhalten der Kinder festgemacht werden.

Merkmale von Hyperaktivität und Aufmerksamkeitsdefiziten

Diagnostische Kriterien hyperkinetischer Störungen

Allgemeine Kriterien

- früher Beginn (vor dem 6. Lebensjahr; die Symptomatik setzt in der Regel schon sehr früh ein)
- Kardinalsymptome: beeinträchtigte Aufmerksamkeit und Hyperaktivität (beide obligat)
- Symptome müssen mindestens 6 Monate bestehen
- Distanzstörung und ein Mangel an normaler Vorsicht und Zurückhaltung
- bei anderen Kindern sind die Patienten unbeliebt und können isoliert sein

- Verhältnis zum Alter und Intelligenzniveau des Kindes muss berücksichtigt werden
- situationsübergreifende Erscheinung der Symptome (z.B. Schule und zu Hause)
- deutliches Leiden oder Beeinträchtigung der sozialen, schulischen oder beruflichen Funktionsfähigkeit

Hyperaktivität
- fuchteln häufig mit Händen und Füßen oder winden sich auf den Sitzen
- verlassen ihren Platz im Klassenraum oder in anderen Situationen, in denen Sitzenbleiben erwartet wird
- laufen häufig herum oder klettern exzessiv in Situationen, in denen dies unpassend ist
- sind häufig unnötig laut beim Spielen oder haben Schwierigkeiten bei leisen Freizeitbeschäftigungen
- eigen ein anhaltendes Muster exzessiver motorischer Aktivitäten, die durch den sozialen Kontext oder Verbote nicht durchgreifend beeinflussbar sind

Aufmerksamkeitsstörung
- sind häufig unaufmerksam gegenüber Details oder machen Sorgfaltsfehler bei den Schularbeiten und sonstigen Arbeiten und Aktivitäten
- sind häufig nicht in der Lage, die Aufmerksamkeit bei Aufgaben und beim Spielen aufrechtzuerhalten
- hören häufig scheinbar nicht, was ihnen gesagt wird
- können oft Erklärungen nicht folgen oder ihre Schularbeiten, Aufgaben oder Pflichten am Arbeitsplatz nicht erfüllen (nicht wegen oppositionellem Verhalten oder weil die Erklärungen nicht verstanden werden)
- sind häufig beeinträchtigt, Aufgaben und Aktivitäten zu organisieren

- vermeiden ungeliebte Arbeiten wie Hausaufgaben, die geistiges Durchhaltevermögen erfordern
- verlieren häufig Gegenstände, die für bestimmte Aufgaben wichtig sind
- werden häufig von externen Stimuli abgelenkt
- sind im Verlauf der alltäglichen Aktivitäten oft vergesslich

Impulsivität

- platzen häufig mit der Antwort heraus, bevor die Frage beendet ist
- können häufig nicht in einer Reihe warten oder warten, bis sie beim Spielen oder in Gruppensituationen an die Reihe kommen
- unterbrechen und stören andere häufig
- reden häufig exzessiv, ohne angemessen auf soziale Beschränkungen zu reagieren

Psycho-soziale Probleme hyperaktiver Kinder

Zwar kann das Aufmerksamkeitsdefizitsyndrom (ADS) nicht als unmittelbare Folgekrankheit von Bewegungsmangel aufgefasst werden, hier liegen andere Ursachen vor, die auf komplexere Zusammenhänge schließen lassen (Hüther / Bonney 2003, Skrotzki / Mertens 2000). So wird von einer Erblichkeit der ADHS ausgegangen, aber auch Umweltfaktoren spielen eine Rolle und schließlich werden auch Stoffwechselstörungen im Gehirn als Ursachen angenommen. Doch auch wenn Bewegungsmangel nicht als direkte Ursache angesehen wird, können sich die Symptome der aufmerksamkeitsgestörten, bewegungsunruhigen Kinder bei Bewegungsmangel noch verstärken. Besonderen Belastungen ausgesetzt sind dabei Kinder, deren Mangel an Aufmerksamkeit auch noch durch Hyperaktivität begleitet wird (ADHS).

Hyperaktivität bereitet Kindern oft bereits früh in ihrer Entwicklung Probleme. In der Familie wird ihr Verhalten als Störung empfunden, im Kindergarten ecken sie aufgrund ihrer Impulsivität bei anderen Kindern an, in der Schule fällt ihnen das Stillsitzen, die Konzentration und die Anpassung an soziale Regeln schwer.

Ihre mangelnde Impulskontrolle gerade im grobmotorischen Bereich stößt nicht nur bei den Erwachsenen, sondern auch bei anderen Kindern auf Widerspruch. Trotz ihrer Bewegungsfreude erfahren sie sich selbst bei motorischen Anforderungen, bei Bewegungsspielen auf dem Spielplatz oder Schulhof und auch selbst in Bewegungsstunden oder im Sportunterricht als wenig erfolgreich. Die Folgen sind gravierend:

Mangel an Selbstvertrauen

- Das Gefühl, von anderen nicht akzeptiert zu werden, ihnen zum Teil sogar zur Last zu fallen, stellt für die Kinder eine emotionale Belastung dar. Ständige Ermahnungen und Maßregelungen lassen das Vertrauen in die eigenen Fähigkeiten sinken. Die Tatsache, dass sie selbst offensichtlich kaum etwas an ihrer Ungeschicklichkeit und Unruhe ändern können, weckt in ihnen die Vorstellung, hilflos ihrem Schicksal ausgeliefert zu sein.
- Die Ablehnung durch die soziale Umwelt lässt die Gefahr entstehen, dass die zunächst auf einzelne Bereiche beschränkten negativen Erfahrungen generalisiert werden. Ein ungesteuertes Bewegungsverhalten, das zudem mit der Erfahrung verknüpft ist, in der Gruppe der Gleichaltrigen nicht akzeptiert zu sein, wirkt sich in hohem Maße negativ auf die Selbstwahrnehmung eines Kindes aus.

Negatives Selbstbild

Wo auch immer die Ursache hyperaktiven Verhaltens liegen mag und wie verschiedenartig das Erscheinungsbild der betroffenen Kinder auch ist, in fast allen Fällen zählt ein Mangel an Selbstbewusstsein, ein geringes Selbstwertgefühl zu den gravierenden Problemen, die den Lebensalltag der Kinder und ihrer Familien belasten. Offensichtlich sind mit den Primärsymptomen Bewegungsunruhe, Aufmerksamkeitsstörung, mangelnde Impulskontrolle so viele Misserfolgserlebnisse und Frustrationen verbunden, dass die Kinder ein negatives Bild über ihre Fähigkeiten und Leistungen, ja allgemein über ihre Wertigkeit entwickeln. Berücksichtigt man, dass gerade in den ersten Lebensjahren Körper- und Bewegungserfahrungen die Basis der Identitätsentwicklung darstellen, dann ist es verständlich, dass die meisten hyperaktiven Kinder auch Probleme mit der Akzeptanz ihrer Person haben.

Psychomotorik

Bei allen therapeutischen und pädagogischen Bemühungen um die Förderung und Unterstützung aufmerksamkeitsgestörter Kinder, hyperaktiver Kinder muss daher dem Aufbau eines positiven Selbstkonzeptes eine besondere Bedeutung beigemessen werden. Diese Überlegungen bilden den Ausgangspunkt aller Maßnahmen im Rahmen psychomotorischer Förderung. (vgl. Zimmer 2004, c)
Bewegungsangebote können hyperaktiven Kindern auf ihrer aktiven Suche nach innerer und äußerer Balance helfen, das Gleichgewicht zu finden (Passolt 1996). Der von Medizinern, Pädagogen und Psychologen oft geforderte »multimodale Ansatz« bei der Behandlung von Hyperaktivität bezieht ausdrücklich Bewegungsangebote ein, da Kinder hier lernen können, mit ihren scheinbar unkontrollierten, schlecht dosierten und übermäßigen Bewegungsimpulsen umzugehen.

Impulskontrolle

Auch der bewusste Wechsel von Ruhe- und Bewegungsphasen, von Anspannung und Entspannung kann dazu beitragen, dass impulsives, unkontrolliertes Verhalten und die häufig beobachtete motorische Unruhe positiv – im Sinne einer Selbststeuerung des Kindes – beeinflusst werden können. So empfehlen Hüther und Bonney als Hilfsmaßnahmen für Kinder mit dem ADHS-Syndrom: »Von großem therapeutischen Wert sind alle Maßnahmen, die das Körperbewusstsein des Kindes und seine Fähigkeit zur Koordination der Bewegungen steigern. Wenn dabei Vorsicht geboten erscheint, kann das im Rahmen einer fachlich geleiteten psychomotorischen Übungsbehandlung einzeln oder in der Gruppe erfolgen. Mutige Kinder können es gut genug aushalten, wenn sie im Judo- oder Karatetraining dem Reglement folgend die Kräfte der anderen zu spüren bekommen und auch unterliegen müssen« (Hüther / Bonney 2003, 138).
Im Praxisteil dieses Buches (siehe Kapitel 6, *Ideenwerkstatt,* Seite 92ff.) sind viele Beispiele angegeben, die zur Impulskontrolle, zum Einhalten von Regeln, zur Verbesserung der Körperwahrnehmung und zum bewussten Erleben der wohltuenden Wirkung eines Wechsels von Ruhe und Bewegung beitragen können.

3. Bewegungs- und Gesundheitsförderung im Kindergarten

Der Kindergarten ist meistens die erste öffentliche Erziehungsinstitution, die Kinder besuchen. Ebenso wie das Elternhaus beeinflussen die hier gewonnenen Erfahrungen die Entwicklung der Kinder nachhaltig, gesundheitsrelevante Einstellungen und Verhaltensweisen werden geprägt. Der Kindergarten kann die Entwicklung der Kinder begleiten und in vielfältiger Hinsicht fördern, er kann ggf. familiär bedingte Defizite ausgleichen, gleichzeitig aber auch durch die meist noch sehr intensive Zusammenarbeit mit den Eltern und der Familie auf die Gestaltung der alltäglichen Lebensbedingungen von Kindern Einfluss nehmen. Durch die Möglichkeit der Einbeziehung der Lebenskontexte der Kinder ist der Kindergarten ein idealer Ort für frühzeitig ansetzende gesundheitsfördernde Maßnahmen.

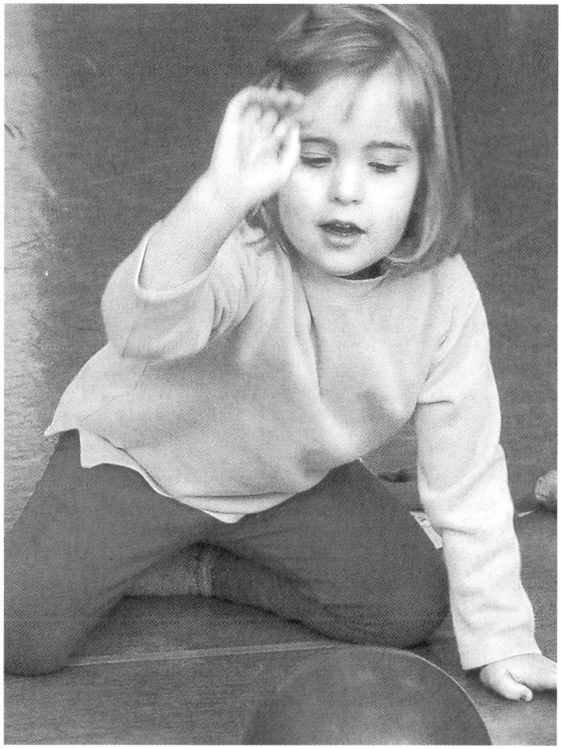

Der Kindergarten als Setting der Gesundheitsförderung

Der settingbezogene Ansatz in der Gesundheitsförderung greift nicht einzelne Problembereiche heraus, sondern bezieht sich auf Lebensräume und soziale Systeme, in denen Menschen einen großen Teil des Tages verbringen. Der Kindergarten stellt ein ideales Setting dar, in dem Gesundheitsförderung unter ganzheitlichen, systemischen Gesichtspunkten verwirklicht werden kann. Rittner weist darauf hin, dass der Kindergarten ein Setting repräsentiert, das zumindest vier wichtige Grundlagen von Interventionsstrategien erfüllt:

- Er erreicht nahezu die gesamte Bevölkerung der jeweiligen Altersstufe;
- er kann mit seinen Maßnahmen frühzeitig ansetzen;
- er vermittelt Möglichkeiten der Zusammenarbeit mit anderen Institutionen professioneller Gesundheitsförderung;
- über Kindergärten lassen sich weiterhin Beziehungen zu anderen Settings (Familie, Freizeiteinrichtungen etc.) aufbauen. (Rittner 2002)

Der Kindergarten kann auch deswegen in besonderer Weise Aufgaben der Gesundheitsförderung übernehmen, als hier im Vergleich z.B. zur Schule ein größerer Spielraum für selbstgesetzte Schwerpunkte besteht. Ohne Leistungs- und Notendruck, ohne Stundentafeln und Rahmenrichtlinien kann hier in viel stärkerem Maße die situative Ausgangslage der Kinder berücksichtigt und auf ihre Bedürfnisse eingegangen werden. Ihr soziales Umfeld und ihre individuelle Problemlage können zum Ansatzpunkt für pädagogisches Handeln gemacht und in präventive Maßnahmen einbezogen werden.
Maßnahmen zur Förderung der Gesundheit von Kindern müssen dabei keine Randstellung im Rahmen des pädagogischen Konzeptes einnehmen, sie decken sich durchaus mit den Aufgaben von Bildung und Erziehung im Elementarbereich. So wird im Kinder- und Jugendhilfegesetz ausdrücklich die Entwicklung des Kindes zu einer eigenverantwortlichen und gemeinschaftsfähigen Persönlichkeit als Ziel genannt.

Eigenverantwortlichkeit

Gesundheitsfördernde Maßnahmen sind auch nicht notwendigerweise an bestimmte Inhalte gebunden, am ehesten können sie jedoch dort eingelöst werden, wo Kinder selbstständig handeln, wo sie Erfahrungen der eigenen Wirksamkeit machen, für den Erfolg oder Misserfolg einer Handlung selbst verantwortlich sind, wo sie Regeln des Zusammenlebens mit anderen erlernen und Möglichkeiten konstruktiver Konfliktbewältigung erfahren.
Die pädagogischen Konzepte, die die Lebenssituation des Kindes als Ausgangspunkt für pädagogisches Handeln nehmen (situationsorientierter An-

satz, offene Kindergartenarbeit) bieten gute Anknüpfungspunkte und Voraussetzungen für die Einbeziehung gesundheitserzieherischer Überlegungen in den Kindergartenalltag. (Kühne / Regel 2000)

Situationsorientierter Ansatz

So stellt der situationsorientierte Ansatz in der Kindergartenpädagogik die Lebenssituationen der Kinder und der Familie in den Vordergrund. Ausgangspunkt didaktischer Einheiten sind die alltäglichen Erfahrungen der Kinder anstelle künstlicher Lernarrangements. Kinder sollen die Fähigkeit erlangen, in Situationen ihres gegenwärtigen oder zukünftigen Lebens zunehmend selbsttätig und selbstbestimmt zu handeln.
Eine situationsorientierte Gesundheitsförderung kann sich – in Anlehnung an Lehner (1991) an Themen und Inhalten orientieren, die

- den Kindern vielfältige soziale Kontakte ermöglichen und sie in ihrem Selbst und in ihrer Interaktionsfähigkeit unterstützen,
- ihnen in der (sprachlichen, kognitiven und sinnhaften) Aneignung der Welt beistehen,
- ihnen genügend Bewegung verschaffen, ihnen zugleich ausreichend Ruhe- und Rückzugsmöglichkeiten einräumen,
- sich mit ihnen um eine gesunde, abwechslungsreiche Ernährung kümmern.

Motivierende Zugänge zur Gesundheitsförderung

Gesundheitserziehung mit erhobenem Zeigefinger, Belehrungen, Ratschläge und Appelle haben nachweislich keine längerandauernden Wirkungen. Sie wecken nicht die Bereitschaft der Betroffenen (Kinder, Erzieherinnen, Eltern), ihr Verhalten im Sinne gesundheitsförderlicher Zielsetzungen zu verändern, z. T. schrecken sie sogar eher ab. Verhaltensänderungen werden nicht durch Belehrungen und Appelle erreicht. Es sitzen nicht weniger Kinder vor den Bildschirmen wenn sie wissen, dass dies ungesund ist. Drohungen lösen negative Emotionen aus und haben damit wenig Chance, verhaltenswirksam zu werden.

Interesse wecken und Wohlbefinden steigern

Um Gesundheitsförderung nachhaltig im Kindergarten und in den Familien zu implementieren, müssen Zugänge gesucht werden, die Interesse bei allen Beteiligten wecken, die zur Lösung vorhandener, erkennbarer Probleme beitragen und das persönliche Wohlbefinden spürbar steigern. Ein solcher Zugang kann z. B. die stärkere Berücksichtigung von Bewegungsmöglichkeiten im Kindergartenalltag, die Vermittlung vielseitiger sinnlicher Erfahrungen sein. Um sich gesund entwickeln zu können, brauchen Kinder eine anregungsreiche Umgebung, in der sie selbst tätig werden können, die sie mit allen Sinnen erfassen und begreifen können. In den ersten Lebensjahren werden über Bewegungs- und Wahrnehmungserfahrungen die Grundlagen für eine gesunde, harmonische Persönlichkeitsentwicklung gelegt.

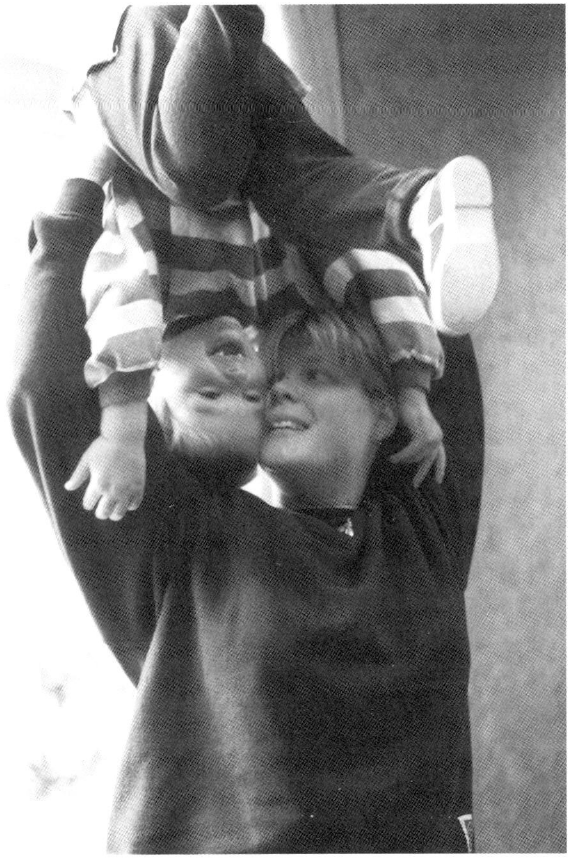

Die Gesundheit von Erzieherinnen und Erziehern

Erzieherinnen und Erzieher fungieren einerseits als Multiplikatoren: Sie begleiten nicht nur die Kinder in einer entscheidenden Alters- und Entwicklungsphase, sie stellen darüber hinaus auch das Bindeglied zum Elternhaus dar. Eltern nehmen das Thema Gesundheit im Kindergartenalter noch sehr ernst und sind in den meisten Fällen bereit, Anregungen, die bei Elternabenden gegeben oder bei Informationsveranstaltungen vermittelt werden, in den Alltag der Familie zu übertragen.

Erzieherinnen und Erzieher sind andererseits aber auch selbst Betroffene. Lärm, große Gruppen, unruhige Kinder führen nicht selten zu Belastungen ihrer eigenen Gesundheit. Unter dem Aspekt einer umfassenden Gesundheitsförderung müssen auch diese Rahmenbedingungen der pädagogischen Arbeit im Kindergarten bedacht werden. Sie sind nicht nur für Kinder wichtig sondern ebenso für die Erzieherinnen und Erzieher.

Modelle für Kinder

Wenn Erzieherinnen und Erzieher befähigt werden sollten, selbst eine persönliche gesundheitsfördernde Haltung zu praktizieren und damit auch als Modelle für Kinder und Eltern wirken können, sollten auch die Arbeits- und Rahmenbedingungen für Gesundheitsförderung im Kindergarten verbessert werden. Es gilt, Verhaltensimpulse zu setzen, gleichzeitig aber auch eine Verbesserung der Verhältnisse zu erreichen. Dazu gehören die räumliche und personelle Ausstattung, Fragen der Raumgestaltung, Lärmschutzmaßnahmen etc.

Maßnahmen der Gesundheitsförderung im Kindergarten

Erziehungs- und Bildungsauftrag

Während für die Schule bereits eine Reihe von Konzepten zur Gesundheitsförderung vorliegt, herrscht für den Bereich des Kindergartens noch weitgehend Mangel. Zurzeit besteht sogar aufgrund der bildungspolitischen Debatten die Gefahr, dass eine Vorverlagerung schulischen Lernens in das Kindergartenalter gefordert wird und eine Überfrachtung des Elementarbereichs mit kognitiven Lernzielen die Folge ist. Gesundheitsförderung muss zu einem wesentlichen Bestandteil des Erziehungs- und Bildungsauftrags des Elementarbereichs deklariert werden. Sie kann auf unterschiedlichen Ebenen und in unterschiedlichen Bereichen stattfinden, dabei ist darauf zu achten, dass sie nicht losgelöst vom pädagogischen Konzept des Kindergartens gesehen wird. Dazu gehören z. B.:

- Schaffung günstiger Rahmenbedingungen im Kindergarten (ausreichend große Räumlichkeiten, bedürfnisorientierte Gestaltung der Innen- und Außenräume, aber auch Lärmschutzmaßnahmen),
- Einbindung der Gesundheitsförderung in das pädagogische Konzept des Kindergartens,
- Berücksichtigung der Bewegungs- und Ruhebedürfnisse von Kindern,
- Qualifizierung der Erzieherinnen zur Einbeziehung gesundheitsfördernder Themen und Inhalte in den Kindergartenalltag (Ausbildung, Fortbildung),
- Entwicklung von Medien und Materialien für eine kindgerechte Gesundheitserziehung,
- Intensivierung der Mitarbeit und der Beteiligung der Eltern (Informationsabende für Eltern, gemeinsame Aktionen für Eltern und Kinder),

- Zusammenarbeit der Institutionen die sich für die gesunde Entwicklung von Kindern einsetzen (Erzieherinnen, Ärzte, Gesundheitsämter, psychologische Beratungsstellen etc.).

Kompetenzen stärken

Der Erfolg von Maßnahmen der Gesundheitsförderung im Kindesalter hängt in besonderem Maße davon ab, dass geeignete Zugangswege zu Kindern und Eltern entwickelt und genutzt werden. Sie sollten sich weniger auf vorhandene Defizite richten, sondern Kinder, Erzieherinnen und Eltern in ihren Kompetenzen stärken. Die Förderung der körperlich-sinnlichen Erfahrungen stellt einen kindgemäßen Zugang dar, er ermöglicht darüber hinaus aber auch eine Stärkung körperlicher, personaler und sozialer Ressourcen.
Von zentraler inhaltlicher Bedeutung für die Gesundheitsförderung im Kindergarten gelten folgende Leitlinien (Franzkowiak 2002):

- die Förderung von Körpergefühl und Bewegungsfreude,
- die Unterstützung von Selbstwirksamkeit und Sozialkompetenzen,
- die Immunisierung gegenüber gesundheitsgefährdenden Anreizen in Familie und Lebenswelt sowie
- die Vermittlung altersgerechter Lebenskompetenzen.

Psychomotorische Förderung

Diese Leitlinien lassen sich besonders gut im Rahmen psychomotorischer Erziehung umsetzen. Psychomotorische Förderung verfolgt einerseits das Ziel, über Bewegungserlebnisse zur Stabilisierung der Persönlichkeit beizutragen – also das Vertrauen in die eigenen Fähigkeiten zu stärken –, andererseits soll das Kind jedoch auch in seinen Kompetenzen gestärkt werden, um sich erfolgreich mit sich selbst und seiner sozialen und materialen Umwelt auseinander setzen zu können (Zimmer 2004 c). Mit einer psychomotorisch orientierten Bewegungserziehung sind wesentliche Ziele der Gesundheitsförderung verbunden:

- Stärkung des Selbstwertgefühls, Aufbau eines positiven Selbstkonzeptes, Stabilisierung von Selbstvertrauen,
- Intensivierung der Selbstwahrnehmung, der Körperwahrnehmung,
- Förderung sozialer und kommunikativer Fähigkeiten,
- Entspannung und Stressbewältigung.

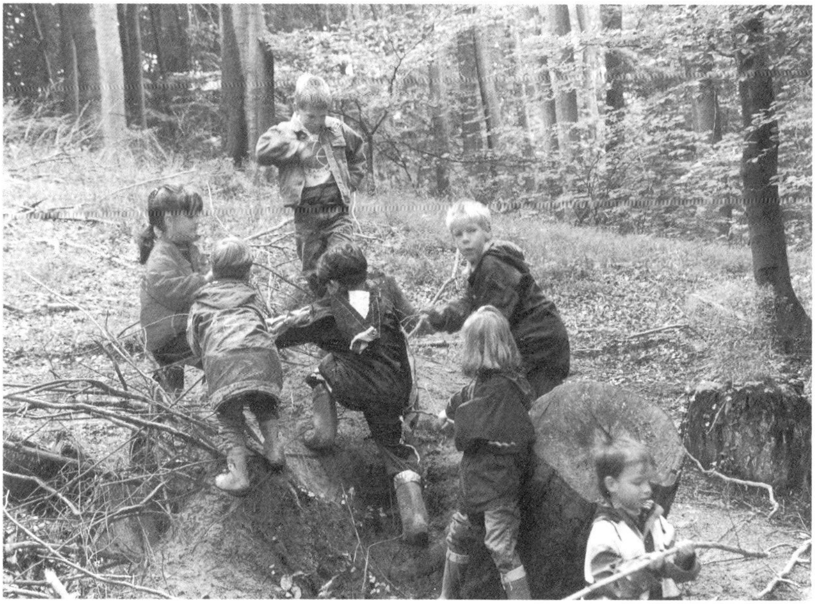

Frühzeitige Prävention

Psychomotorische Förderung im Kindergarten bietet damit gleichermaßen Chancen einer kindorientierten Entwicklungsförderung, die das psychophysische Wohlbefinden steigert und zum Aufbau eines positiven Selbstwertgefühls beiträgt. Gleichzeitig kann sie auf die zukünftige Lebensgestaltung hinwirken und zur Entwicklung einer gesundheitsförderlichen Lebensweise beitragen. Sie gilt als Maßnahme einer frühzeitigen und altersgerechten Prävention und kann einen entscheidenden Beitrag zur Prägung und Stabilisierung gesundheitsrelevanter Verhaltensweisen leisten.
Neben der Psychomotorischen Förderung gibt es eine Reihe weiterer Anlässe und Gelegenheiten, der Bewegung im Kindergarten einen besonderen Stellenwert einzuräumen. Das beginnt bei einer bewegungsfreundlichen Raumgestaltung, verläuft über die regelmäßigen Bewegungsangebote bis hin zur Begegnung mit der Natur (z. B. Waldtage).
Das Schaubild zeigt eine Übersicht über mögliche Bewegungsanlässe im Lebensraum Kindergarten.

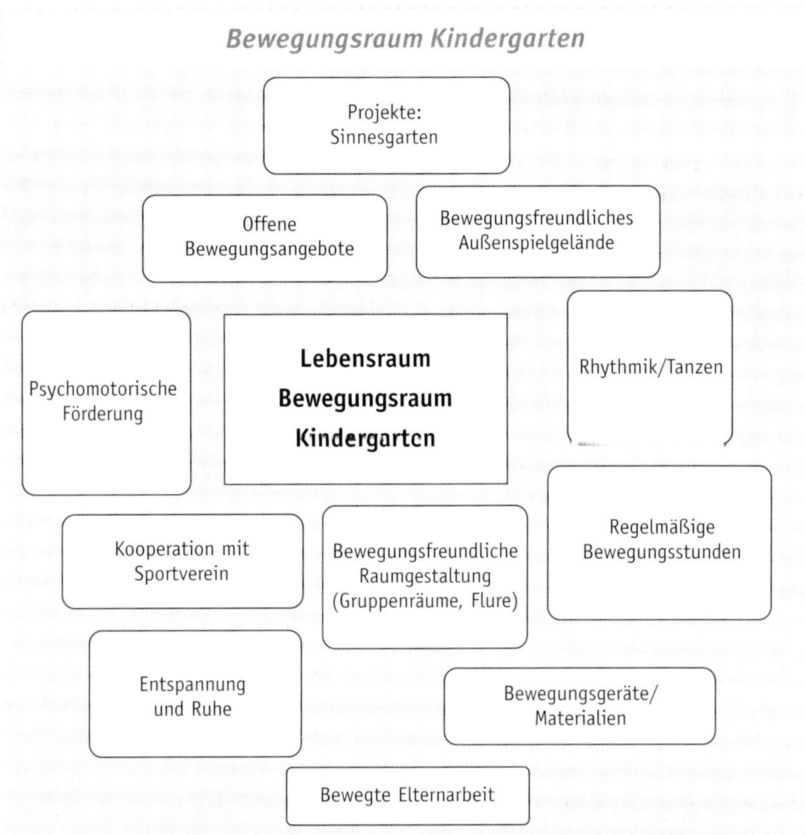
Bewegungsraum Kindergarten
Projekte: Sinnesgarten
Offene Bewegungsangebote
Bewegungsfreundliches Außenspielgelände
Psychomotorische Förderung
Lebensraum Bewegungsraum Kindergarten
Rhythmik/Tanzen
Regelmäßige Bewegungsstunden
Kooperation mit Sportverein
Bewegungsfreundliche Raumgestaltung (Gruppenräume, Flure)
Entspannung und Ruhe
Bewegungsgeräte/ Materialien
Bewegte Elternarbeit

Projekt zur Gesundheitsförderung im Kindergarten

Als Beispiel für eine wirkungsvolle und nachhaltige Gesundheitsförderung im Kindergarten soll im Folgenden ein Projekt vorgestellt werden, das auch die Möglichkeit kommunaler Zusammenarbeit verdeutlicht. Aus dem Arbeitskreis »Prävention im Kindes- und Jugendalter« des Kreises Neuss entstand das Projekt *Hüpfdötzchen – Kindergarten in Bewegung*, das das Ziel verfolgte, mittels bewegungsbezogener Maßnahmen und Aktivitäten Bewältigungs-Potenziale im Kindesalter zu vermitteln.

Umfrageergebnisse

In einer Befragung zur wahrgenommenen Häufigkeit von Haltungs- und Bewegungsauffälligkeiten bei Kindern stellten 92 % der befragten Leiterinnen eine Zunahme von Bewegungs- und Koordinationsproblemen bei Kindern im Kindergarten fest. Als Konsequenz aus dieser Entwicklung hielten 87,9 % der Befragten eine stärkere Bewegungsförderung im Kindergarten für sinnvoll. In der eigenen Einrichtung hielten 85,6 % solche Maßnahmen für möglich. 62 % waren bereit, sich sofort an solchen Projekten zu beteiligten, weitere 30,3 % waren an einer späteren Teilnahme interessiert.
Die aus der Befragung gewonnenen Ergebnisse machen deutlich, dass das Thema Bewegung bei den Erzieherinnen einen hohen Stellenwert einnimmt. Bewegung wird als wichtiges Mittel zur Beeinflussung des Gesundheitsverhaltens von Kindergartenkindern angesehen.

Evaluation

Die Umsetzungsphase begann mit Fortbildungsveranstaltungen für Erzieherinnen und Erzieher. Für die Eltern fanden Informationsveranstaltungen statt, des Weiteren wurden regelmäßige Praxisangebote für die Kinder im Kindergarten durchgeführt, an denen auch die Erzieherinnen teilhatten. Die Evaluation des Projektes erfolgte durch die Überprüfung der koordinativen Leitungsfähigkeit der Kinder (Durchführung eines motorischen Tests). Außerdem wurden eine Evaluation der Elterninformationsveranstaltung und eine Befragung der am Projekt beteiligten Erzieherinnen vorgenommen.
Ein zu zwei Messzeitpunkten (unmittelbar vor und nach der Interventionsphase) durchgeführter Koordinationstest (KTK) verdeutlichte, dass zum ersten Messzeitpunkt die koordinative Leistungsfähigkeit der 5- bis 6-Jährigen (n = 489) mit einem Mittelwert von 84,5 deutlich unter dem Normwert von 100 lag. Gemessen an der Standardisierungsstichprobe von 1974 lagen deutlich mehr Kinder im Bereich von »auffällig« (38,5 %) bzw. »gestört« (14,5 %).
Nach der Projektlaufzeit von sieben Monaten waren bei den Versuchsgruppen deutliche Verbesserungen der Koordinationsfähigkeit auf einen Testmittelwert von 94,8 zu verzeichnen. Die Auswertung der Elternfragebögen ergab, dass die Informationsveranstaltung als durchweg positiv eingeschätzt wurde. 82,2 % der befragten Eltern beurteilten die Veranstaltung als sehr informativ oder informativ. Auch die am Projekt beteiligten Erzieherinnen wurden nach Be-

endigung der Maßnahme mit Hilfe eines Fragebogens zur Realisierung der Projektziele befragt. Insgesamt signalisierten die Ergebnisse den Erfolg der Veranstaltung: 62 % schätzten das Projekt als effektiv ein, 35 % waren etwas unschlüssig (teils / teils), lediglich 3 % sahen keine Effekte.

Veränderungen im Kindergartenalltag

Nach Angaben der Erzieherinnen führten die im Projekt vermittelten Anregungen auch tatsächlich zu Veränderungen im Kindergartenalltag. So geben 74,2 % der Befragten an, in ihrer Arbeit verstärkt Elemente der Bewegungsförderung aufgegriffen zu haben. 91,7 % der Erzieherinnen möchten auch in Zukunft stärker Bewegungsaspekte in ihre Arbeit einbeziehen.
Rittner kommt zu dem Schluss, dass es gelungen ist, mit dem Projekt *Hüpfdötzchen – Kindergarten in Bewegung* über ein vergleichsweise einfaches Medium und Vorgehen der Gesundheitsförderung im Kindergarten im Kreis Neuss wichtige Impulse mit nachweisbarer Wirkung vermittelt und entsprechend implementiert zu haben. Das Projekt ist nunmehr auch Bestandteil des WHO-Netzwerkes »Regionen für Gesundheit« (Rittner 2002, 142 f.).

»Kinder stark machen« – Suchtprävention im Kindergarten

Aufbau von Schutzfaktoren

Das bundesweite Modellprojekt Kinder stark machen hat den Anspruch, ursachenorientierte Vorbeugung zu leisten und die Suchtprävention als Teil der Gesundheitsförderung in den Kindergarten zu integrieren. Grundgedanke ist die Förderung der Lebenskompetenz von Kindern. Beim Kasseler Arbeitskreis »Kinder stark machen« stand Bewegung als zentrales Medium der Auseinandersetzung des Kindes mit der eigenen Person und mit der Umwelt im Vordergrund. Projektziele waren u. a. die Stärkung des Selbstwertgefühls, der Aufbau schützenden Faktoren wie etwa eine positive Einstellung zum eigenen Körper, Kommunikationsfähigkeit und Genussfähigkeit oder der bewusste Umgang mit Gefühlen wie Langeweile, Angst und Wut.
Die Umsetzung erfolgte über drei Projektbestandteile: einen Informations-, einen Ermutigungs- und einen Psychomotorikteil.

- Informationen zum Thema Suchtprävention sollten Eltern und Erzieherinnen über Suchtverhalten informieren und eigenes Konsumverhalten hinterfragen lassen.

- Mit Hilfe von Supervision und Fortbildungen wurde die Stärkung des Selbstwertgefühls der Erzieherinnen angestrebt, eigene Ängste sollten überwunden und der positive Umgang mit den Kindern gestützt werden.
- Der Psychomotorikteil wendete sich an die Kinder und Erzieherinnen. Motologen führten sowohl psychomotorische Übungsstunden für Kinder als auch Fortbildungsveranstaltungen für die Erzieherinnen durch. Ziel war die Förderung der Köpererfahrung, die Vermittlung von Mut und Selbstvertrauen durch Erprobung des eigenen Körpers.

Die Projektevaluation zeigte eine signifikante Veränderung hinsichtlich der Verhaltensweisen und Einstellungen von Erzieherinnen und Eltern. Auch bei den Kindern wurden Verhaltensänderungen festgestellt: Sie waren selbstständiger und selbstbewusster, das Sozialverhalten war ausgeglichener, die Integration von außenstehenden und »schwächeren« Kindern gelang besser.

Zukunftsrelevanz und Gegenwartsbezug

Eine im oben genannten Sinne verstandene Gesundheitsförderung kann für sich in Anspruch nehmen, sowohl entwicklungsfördernd und damit zukunftsrelevant für Kinder zu sein, als auch zur Erfüllung individueller und aktueller Bedürfnisse beizutragen. Die Risiken werden in der modernen Gesellschaft für Kinder kaum einzudämmen sein. Im Zentrum des pädagogischen Interesses müssen daher zunehmend die Potenziale und Möglichkeiten stehen, die die kindliche Entwicklung schützen und stärken. Dies ist ein positiver pädagogischer Denkansatz, der einschließt, dass Erwachsene sich um die Verbesserung der Lebensbedingungen von Kindern kümmern und für die Minderung möglicher Risikofaktoren einsetzen. Darüber hinaus ist es aber ebenso wichtig, die personalen, körperlichen und sozialen Ressourcen der Kinder zu unterstützen und ihnen dabei behilflich zu sein, die eigenen Stärken zu entdecken, mit Schwächen umzugehen und eine positive Lebenseinstellung zu entwickeln (Laucht 1997). Ein solches Verständnis von Gesundheitsförderung befähigt Kinder, auch in späteren Lebensjahren mit Stressfaktoren umzugehen, Zuversicht und Optimismus zu bewahren und Belastungssituationen zu bewältigen.

4. Bewegungs- und Wahrnehmungsentwicklung

Bewegung, Motorik, Wahrnehmung

Die Begriffe Bewegung und Motorik werden oft gleichbedeutend verwendet. Im engeren Sinne wird unter Bewegung die äußerlich sichtbare Veränderung des Körpers im Raum und in der Zeit verstanden. Damit sich ein Mensch bewegen kann, bedarf es jedoch der inneren Steuerung, dieser Prozess kann als Motorik bezeichnet werden. In diesem Buch werden beide Begriffe nebeneinander verwendet. Motorik ist hier die Gesamtheit aller äußerlich sichtbaren Bewegungsabläufe und ihrer zugrunde liegenden Steuerungs- und Funktionsprozesse. Bewegung und Wahrnehmung sind eng miteinander verknüpft. Bei jeder Bewegung werden unterschiedliche Wahrnehmungssysteme angesprochen: Beim Werfen eines Balles fühlt man seine Oberflächenbeschaffenheit und spürt sein Gewicht, man muss das Ziel genau ins Auge fassen und die Handbewegung steuern, man hört, wenn der Ball am Ziel auftrifft.

Reifung und Übung

Ein zweijähriges Kind wird den Ball anders werfen als ein sechsjähriges. Auch wenn man mit ihm täglich das Werfen eines Balles üben würde, könnte man doch bei der Art seines Werfens, hinsichtlich seiner Kraft und Körperhaltung große Unterschiede zu dem sechsjährigen feststellen. Dies liegt am körperlichen Wachstum, am Zuwachs von Kraft und an den zunehmenden Möglichkeiten zur zielgerichteten Steuerung der Bewegung. Doch bestehen auch zwischen gleichaltrigen Kindern Unterschiede hinsichtlich ihres Werfens. Wenn Kinder nur wenig Gelegenheit zum Werfen hatten, werden sie weniger geschickt mit dem Ball umgehen können, ihre Wurfkraft wird schwächer entwickelt sein und sie werden die Bewegung weniger gut steuern können. An jeder Bewegung sind also Reifungs- und Übungsprozesse beteiligt.

Im folgenden Kapitel sollen wichtige Etappen der motorischen Entwicklung aufgezeigt werden. Ein Überblick über die motorischen Fähigkeit und Fertig-

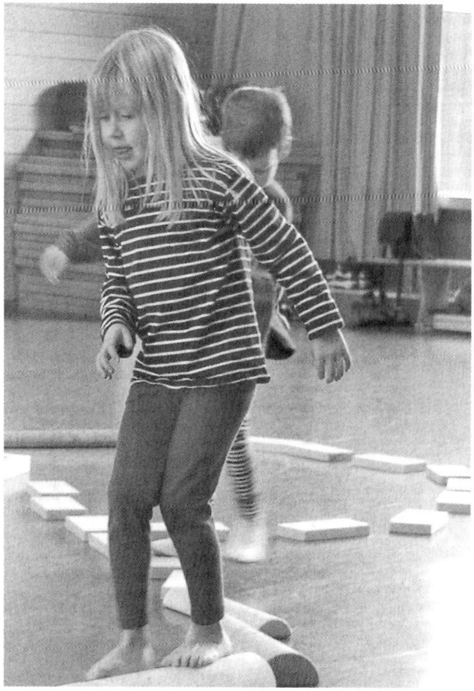

keiten verdeutlicht, durch welche Eigenschaften und Merkmale die Bewegung geprägt ist und wie diese durch spielerische Aufgaben und Übungsmöglichkeiten gefördert werden kann. Insbesondere die Bewegungskoordination ist eng mit der Wahrnehmungsfähigkeit verknüpft. Deswegen werden die Bereiche der Wahrnehmung in einem eigenen Kapitel behandelt. Abschließend werden einige Alltagssituationen beschrieben werden, die als Anhaltspunkte für eine gezielte Beobachtung der kindlichen Bewegungs- und Wahrnehmungsentwicklung dienen können.

Wichtigste Etappen der motorischen Entwicklung

Bei der Geburt ist der Mensch mit einer Reihe von Reflexen ausgestattet, die zum Überleben ausreichen. Dazu gehören z. B. der Saugreflex und der Greifreflex. Ist der Bewegungsraum des Kindes zunächst noch auf den Greifraum beschränkt, erweitert er sich mit ca. 5 bis 6 Monaten auf den »Kriech- und Krabbelraum«, mit ca. einem Jahr gewinnt es durch den Erwerb des aufrechten Standes und des Gehens dann neue Erfahrungsmöglichkeiten. Zwar schreitet im Laufe des 1. Lebensjahres seine Selbstständigkeitsentwicklung immer weiter voran, im Vergleich zu den Tieren ist der Mensch aber noch sehr hilflos. Steht ein kleines Lamm bereits wenige Stunden nach seiner Geburt selbstständig auf den Beinen und springt schon nach wenigen Tagen munter auf der Wiese herum, so benötigt der Mensch für diese Leistungen viele Monate. Allerdings ist seine Entwicklung auch viel differenzierter als die der Tiere, sein Gehirn ist so angelegt, dass er sich nicht nur in einer spezifischen Art weiterentwickeln, sondern auf verschiedene Lebenswelten und Kulturen einstellen kann.

Lernfähigkeit

Der Mensch ist also »weltoffen«, er ist lernfähig, er benötigt aber neben der sozialen Zuwendung durch seine Bezugspersonen auch vielfältige Anregungen, damit er seine Anlagen entfalten und seine Fähigkeiten entwickeln kann.

Säuglingsalter

Für die Bewegungsentwicklung im Säuglingsalter heißt dies, dass das Kind Gelegenheiten zum Greifen, Tasten, Krabbeln, Kriechen, Wälzen, Rollen haben muss, damit es sich körperlich-sinnlich mit seiner Umwelt auseinander setzen kann und dadurch wiederum Anreize für seine Weiterentwicklung erhält.

Kleinkindalter

Im Kleinkindalter (2. bis 3. Lebensjahr) erweitert sich der Bewegungsradius des Kindes insbesondere durch den Erwerb der aufrechten Haltung und das Erlernen des Gehens und Laufens. Es macht vielfältige Erfahrungen mit der eigenen Schwerkraft und fordert diese durch ständiges Erproben des Gleichgewichts heraus. Das Kind wendet sich aktiv der Umwelt zu und setzt sich über Bewegung mit ihr auseinander. In dieser Zeit entwickeln sich die so genannten »Bewegungsgrundformen«, die die Basis für die darauf aufbauenden Bewegungsfertigkeiten bilden:

Motorische Fertigkeiten

Bewegungsgrundformen

- Gehen
- Laufen
- Springen
- Kriechen
- Rollen
- Schieben
- Ziehen
- Hängen
- Balancieren
- Steigen
- Tragen
- Werfen
- Fangen

Kennzeichen dieser Entwicklungsstufe ist die Anstrengungsbereitschaft des Kindes, der ausgeprägte Bewegungsdrang und die Motivation zum Üben und Vervollkommnen gerade erworbener Fertigkeiten.

Vorschulalter

Die im Kleinkindalter erworbenen Bewegungsgrundformen werden in den nächsten Jahren (vorschulisches Alter, 4. bis 6. Lebensjahr)von der Grobform zur Feinform hin ausdifferenziert und verbessert. Wie die motorischen Fähigkeiten Koordination, Kraft oder Kondition dazu beitragen können, wird dann im folgenden Abschnitt im Einzelnen erläutert.

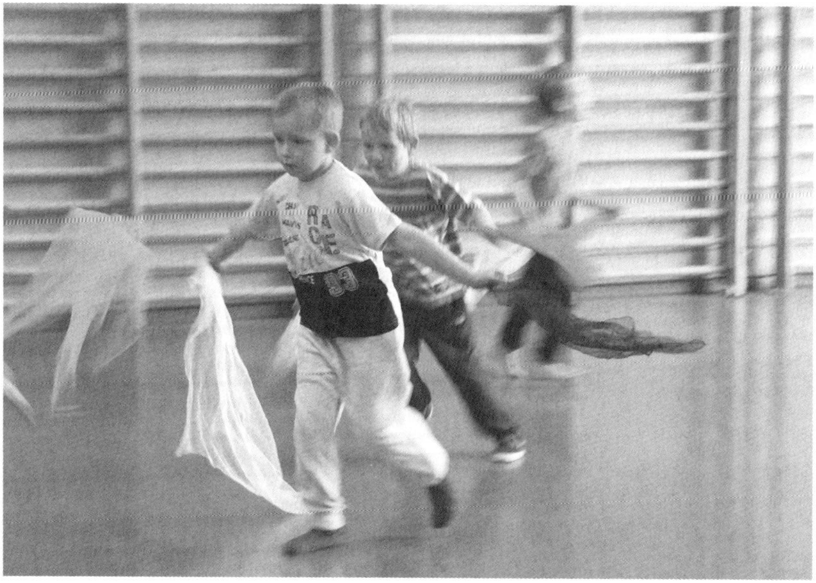

Darüber hinaus gelingt es dem Kind nun, Bewegungsformen untereinander zu kombinieren (z. B. Laufen und Springen, Werfen und Fangen). Eine Ursache für die rasche motorische Weiterentwicklung von Kindern im Vorschulalter ist wiederum auch in ihrem ausgeprägten Spiel- und Bewegungsbedürfnis, in ihrer Neugierde, ihrem Aktivitätsdrang und ihrem andauerndes Streben nach neuen Erkenntnissen und Erfahrungen zu sehen.

Motorische Fähigkeiten

Voraussetzungen für motorische Leistungen

Bei einem Fangspiel die weglaufenden Mitspieler erreichen oder dem Fänger ausweichen, eine Treppe mit vielen Stufen hochsteigen, auf einem schmalen Balken balancieren, einen schweren Kasten wegschieben, beim Seilspringen den richtigen Rhythmus finden und mehrere Sprünge hintereinander ausführen können – um diese Aufgaben zu bewältigen brauchen Kinder Ausdauer, Kraft, Koordination und Gleichgewicht. Diese so genannten »motorischen Fähigkeiten« – auch als »motorische Grundeigenschaften« oder als »Bewegungseigenschaften« bezeichnet – sind die Voraussetzung für jede motorische Leistung. Sie reifen nicht von alleine und ohne Zutun heran, sondern entwickeln sich vor allem durch ihre Beanspruchung, indem sie bereits im Kindesalter vor allem durch vielfältige Bewegungsspielformen geübt, herausgefordert oder trainiert werden. Sie sind aber auch abhängig vom Körperbau, der Größe und dem Gewicht eines Kindes.

Fähigkeiten

Die motorischen Fähigkeiten sind nicht direkt sichtbar, man kann sie an den Bewegungsaktivitäten eines Menschen erkennen, so sieht man z. B. an der Art und Weise, wie ein Kind sich über eine Bank zieht, wie viel Armkraft es besitzt. Die motorischen Fähigkeiten stellen also die Grundlagen der Bewegung dar.
Von den Fähigkeiten getrennt werden müssen die »Fertigkeiten«. Sie bauen auf den Fähigkeiten auf und sind ebenfalls direkt sichtbar. Zu den Fertigkeiten zählen z. B. Springen, Werfen, Fangen oder Klettern. Im vorangegangenen Abschnitt wurden sie als Bewegungsgrundformen vorgestellt.

Konditionelle und koordinative Fähigkeiten

Die motorischen Fähigkeiten können unterteilt werden in konditionelle und koordinative Fähigkeiten. Zu den konditionellen Fähigkeiten, die vor allem mit der Entwicklung des Herz-Kreislaufsystems und der Muskulatur zusammenhängen, zählen Ausdauer, Kraft und Schnelligkeit. Die koordinativen Fähigkeiten, die mit der Bewegungssteuerung zusammenhängen und auf der Entwicklung des Zentralnervensystems aufbauen, können wiederum ausdifferenziert werden in die Orientierungsfähigkeit, Rhythmusfähigkeit, Gleichgewichtsfähigkeit und Raumorientierung.
Eine eindeutige Zuordnung der jeweiligen Fähigkeiten zu einem Oberbegriff ist nicht ohne Weiteres möglich, So gibt es Wechselbezüge und Überschneidungen: Eine Bewegung ohne den Einsatz eines Mindestmaßes an Muskelkraft ist nicht möglich, und die Schnelligkeit ist sowohl von der Koordination als auch von der Kondition abhängig (siehe Schaubild Seite 65). Im Folgenden sollen zunächst die einzelnen Fähigkeitsbereiche näher beschrieben werden.

Ausdauer

Unter Ausdauer wird die Widerstandsfähigkeit des Organismus gegen Ermüdung bei länger anhaltenden Belastungen verstanden. Sie ermöglicht, dass

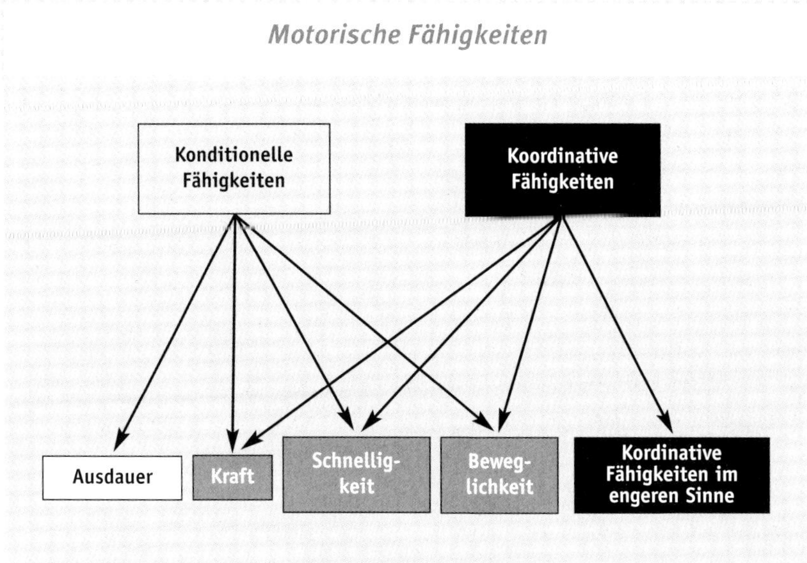

(Grafik modifiziert nach Hohmann u.a. 2002, S. 50)

eine gewählte Bewegungsintensität möglichst lange aufrecht erhalten werden kann und dass man sich nach einer Belastung schnell erholen kann. Ausdauer können Kinder nur entwickeln, wenn sie täglich Gelegenheit haben, ihr Herz-Kreislauf-System zu belasten. Dies geschieht natürlich nicht in Form eines gezielten Trainings wie bei den Erwachsenen, sondern im Zusammenhang mit bewegungsreichen Spielen, bei denen die Kinder die Grenzen ihrer Belastung selbst bestimmen können. Ist ihre Ausdauerfähigkeit nur gering ausgeprägt, ermüden sie sehr schnell und erholen sich auch nach einer anstrengenden Tätigkeit nur langsam.

Die Belastbarkeit des Herz-Kreislaufsystems ist auch abhängig von seiner Herausforderung. Da es aber im Alltag nur noch selten Gelegenheiten gibt, in denen Kinder sich verausgaben, rennen und toben können, ist es sinnvoll, hierzu im Kindergarten ausreichend Gelegenheit zu schaffen, beispielsweise durch Lauf- und Fangsspiele, Platzsuchspiele, Reaktionsspiele oder auch durch Seilspringen.

Sich verausgaben

Zwar kann und sollte die Ausdauerfähigkeit bei Kindern im Kindergartenalter nicht systematisch trainiert werden, dennoch kann das Wachstum der Organsysteme und die Sauerstoffaufnahme auch bei jüngeren Kindern durch Bewegungsspiele unterstützt werden. Zur Förderung der Ausdauerfähigkeit sind im Kapitel 6 in der *Ideenwerkstatt* unter der Rubrik *Sich verausgaben – Ausdauer erfahren* entsprechende Spiele zusammengestellt (siehe Seite 94ff.).

Kraft

Unter Kraft wird die Fähigkeit der Muskulatur verstanden, sich gegen einen Widerstand zusammenzuziehen, Spannung aufzubauen oder einem Widerstand entgegenzuwirken. So ist z. B. das Klettern eine Widerstandsübung der Muskulatur gegen die Schwerkraft. Man kann verschiedene Erscheinungsformen der Kraft unterscheiden: Sprungkraft, Schnellkraft oder Wurfkraft. Eine gut ausgebildete Muskulatur sichert und schützt das passive Skelettsystem auch bei Alltagsbelastungen. Eine vielseitige Beanspruchung der gegen die Schwerkraft wirkenden Muskulatur (z. B. Rückenmuskulatur) hilft, Haltungsschwächen bei Kindern vorzubeugen.

Ziehen, schieben, ziehen

Zwar ist die Muskulatur bei jüngeren Kindern noch schwach ausgebildet, im Kindesalter wird man auch nicht von einem Krafttraining sprechen können. Allerdings sind Kräftigungsübungen durchaus auch bei den selbstgewählten Spielen der Kinder enthalten: Sich in der Bauchlage über eine Langbank ziehen, klettern, hängen und stützen, einen Kasten schieben oder Tauziehen – all diese Bewegungsformen tragen ebenfalls zur Stärkung der Muskelkraft bei und lassen ein Gefühl für die bewusste Anspannung der Muskulatur entstehen. Kraftspiele in Form von Ringen und Raufen (unter Beachtung bestimmter, vorher abgesprochener Regeln) sind außerdem bei älteren Kindern und bei Jungen sehr beliebt, sie können auch zur besseren Einschätzung und Dosierung der eigenen Kraft beitragen. Im Praxisteil in Kapitel 6 finden sich dazu Spielideen unter der Rubrik *Die eigene Körperkraft spüren – Widerstand erfahren* (siehe Seite 97ff.).

Schnelligkeit

Rennen und schnell reagieren

Schnelligkeit wird als die Fähigkeit verstanden, Bewegungen bei unterschiedlichen Bedingungen mit hoher Geschwindigkeit auszuführen. Dabei kann es sich um eine Fortbewegung handeln (z. B. eine bestimmte Strecke schnell laufen) oder um eine Bewegungsabfolge, die in schnellem Tempo ausgeführt werden soll (z. B. schnelles Tippen der Finger auf den Tisch). Neben der Bewegungsschnelligkeit unterscheidet man auch die so genannte »Reaktionsschnelligkeit«, das ist die Fähigkeit, auf ein bestimmtes Signal (akustisch oder optisch) umgehend mit einer motorischen Aktion zu reagieren. Alle Reaktionsspiele, bei denen z. B. bestimmte Spielhandlungen auf akustische, optische oder taktile Zeichen hin verlangen, fördern die Reaktionsschnelligkeit. Die Bewegungsschnelligkeit üben Kinder bei allen Nachlaufspielen, beim Laufen »um die Wette« oder bei Spielideen, bei denen sie sich selbst das Ziel setzen, »etwas möglichst schnell« zu tun, um z. B. die dabei entstehende Sinneslust zu erhöhen (sich schnell drehen oder »rennen wie ein Düsenjäger«). Auch zu diesem Thema sind Spielideen im Praxisteil enthalten (siehe Kapitel 6, *Geschwindigkeit erleben – sich schnell bewegen,* Seite 102ff.).

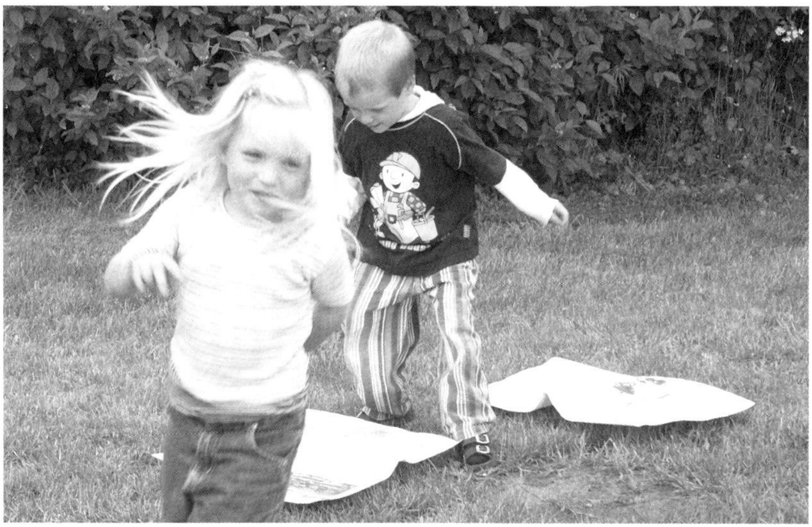

Beweglichkeit/Flexibilität

Die Beweglichkeit beschreibt die Fähigkeit, Bewegungen mit einer bestimmten Schwingungsweite ausführen zu können. Die Beweglichkeit ist abhängig von der Dehnfähigkeit der Muskulatur, der Sehnen und Bänder. Die Gelenkigkeit beschreibt die Schwingungsweite in den Gelenken. Eine gute Beweglichkeit ist die Voraussetzung für ökonomische, rhythmische und zielgerichtete Bewegungshandlungen.

Elastizität

Beweglichkeit und Gelenkigkeit sind in der frühen Kindheit aufgrund der Elastizität des Bewegungsapparates besonders groß. Sie gehören zu den einzigen motorischen Fähigkeiten, die ihre höchsten Werte im Kindes- und Jugendalter erreichen und durch Training im Erwachsenenalter im günstigsten Fall aufrecht erhalten werden können. Spezielle Übungen sind zum Verbessern der Beweglichkeit bei Kindern also nicht nötig. Es gilt vielmehr, ihre Beweglichkeit und Gelenkigkeit zu erhalten, indem sie Möglichkeiten zum vielseitigen Bewegen z. B. an und mit Geräten, beim Klettern oder Balancieren haben. Im Praxisteil dieses Buches werden solche Spielideen unter der Rubrik *Gelenkigkeit und Beweglichkeit entwickeln* vorgestellt (siehe Kapitel 6, Seite 100ff.).

Koordination

Steuerungsfähigkeit

Die Koordination setzt sich aus unterschiedlichen Fähigkeiten zusammen. Sie beinhaltet die motorische Steuerungsfähigkeit, die Anpassungs- und Umstellungsfähigkeit. Diese stehen in Wechselwirkung zueinander. Bewegungskoordination wird als die Steuerung von Teilbewegungen verstanden, dabei wirken Sinnesorgane, zentrales und peripheres Nervensystem sowie die Skelettmuskulatur mit. Hirtz (1985) stellt folgende Teilaspekte der Bewegungskoordination als »koordinative Grundfähigkeiten« heraus:

- Räumliche Orientierungsfähigkeit,
- kinästhetische Differenzierungsfähigkeit,
- Reaktionsfähigkeit,
- Rhythmusfähigkeit,
- Gleichgewichtsfähigkeit.

Diese Auflistung macht deutlich, wie stark die Bewegungskoordination mit Wahrnehmungsleistungen verbunden ist. Die Koordination einer Bewegung ist also auch davon abhängig, inwieweit das Kind Informationen aus der Umwelt oder aus dem eigenen Körper aufnehmen, verarbeiten und situationsangemessen darauf reagieren kann (vgl. dazu den Abschnitt *Wahrnehmung und Bewegung*, Seite 72f.). Die Förderung der Bewegungskoordination hat insbesondere bei jüngeren Kindern einen hohen Stellenwert. Hirtz (1985) weist darauf hin, dass eine verbesserte motorische Lernfähigkeit im späteren Schulalter nachgewiesen werden kann, wenn vorher im jüngeren Alter die koordinativen Fähigkeiten besonders gefördert werden. Bewegungsmangel wirkt sich gerade auf die Entwicklung der Koordination negativ aus.
Zur Förderung der Koordinationsfähigkeit dienen die im Praxiskapitel enthaltenen Abschnitte *Bewegungen steuern und koordinieren, Sich im Raum orientieren* (Seite 104ff.) und *Die Balance halten* (Seite 109ff.).

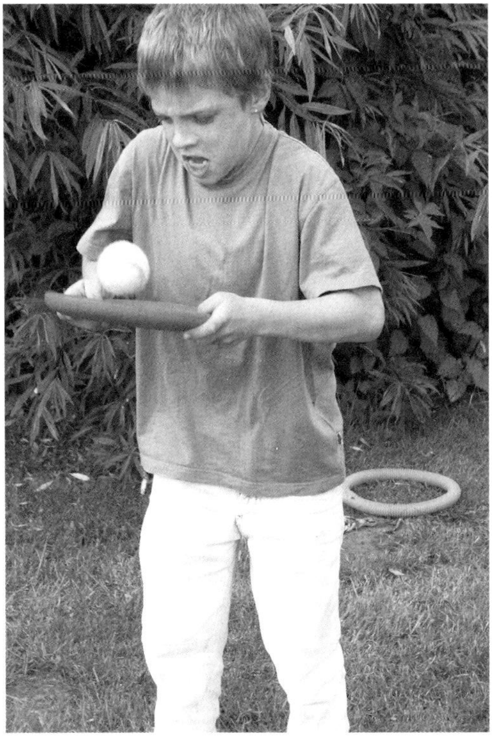

Förderung der motorischen Fähigkeiten

Bereits im Säuglingsalter kann man nicht von einer bloßen Funktionsreifung ausgehen, Der Prozess der motorischen Entwicklung wird auch in hohem Maße durch Umweltbedingungen und die Aktivität des Kindes mitbestimmt. Dies ist insbesondere für das Kleinkind- und Vorschulalter zutreffend.

Natürliche Reizsetzungen

Allerdings ist vor dem Schulalter ein gezieltes Training der motorischen Fähigkeiten wenig sinnvoll. Viel wirkungsvoller und auch pädagogisch vertretbar ist eine natürliche Reizsetzung durch Spielen und das tägliche Bewegungs- und Spielverhalten. Spiele und Übungen zur Verbesserung der Kraft sollten vielfältig sein und insbesondere die im Alltag wenig beanspruchte Rumpfmuskulatur einbeziehen; ebenso ist der Wechsel von Anspannung und Entspannung wichtig, um die Kraft dosieren zu lernen.

Die Bewältigung des eigenen Körpergewichtes durch Hangeln, Ziehen, Klettern, Kriechen, Stützen, Schlängeln etc. ist im oben genannten Sinne ausreichend für eine entsprechende Förderung der Kraft und der Beweglichkeit. Bei einer vielseitigen körperlichen Beanspruchung werden auch die Dehnungsfähigkeit der Muskulatur und die Beweglichkeit der Gelenke unterstützt. Ein spezielles Dehntraining muss also bei Kindern nicht vorgenommen werden.

Anpassungsvorgänge

Bewegung und Spiel bedeuten immer auch eine Reizsetzung, Belastung und Anforderung an den Organismus. Bei entsprechenden Bewegungsreizen wird das Leistungsvermögen des Kindes allmählich verbessert. Jede Belastung der Muskeln und Organe durch Laufen, Springen, Werfen, Klettern oder Balancieren stellt einen Wachstumsreiz dar. Bei Kindern im Kindergartenalter kommt es weniger auf die Stärke und Intensität des Reizes, sondern mehr auf seine Häufigkeit an. Wenn möglich, sollten täglich Reizsetzungen auf die Muskulatur und das Organsystem erfolgen. Allgemein gilt für alle physiologischen Belastungen:

- Zu geringe Reize haben keine Wirkung.
- Schwache Reize regen die Weiterentwicklung leicht an.
- Mittlere bis starke Reize lösen Anpassungsvorgänge aus.
- Zu starke Reize können lähmend und schädigend wirken (vgl. Cicurs 1990, 8).

Es gilt also ein optimales Passungsniveau zu finden, dies erreicht man bei Kindern im Kindergartenalter am ehesten durch Bewegungsspiele und -aufgaben, die sie zum Mitmachen motivieren, bei denen sie aber selbst die Grenzen setzen können (vgl. Kapitel 6, *Ideenwerkstatt: Bewegungsförderung in der pädagogischen Praxis*, Seite 92ff.).

Auch das folgende Schaubild listet neben den Organsystemen einige Spiel- und Übungsmöglichkeiten zum Verbessern der motorischen Grundeigenschaften auf.

Motorische Grundeigenschaften

		Organsysteme	Übungsmöglichkeiten
Kraft	Grundkraft Schnellkraft Kraftausdauer →	Muskel und Halteapparat	← Klettern, Hängen Schieben Ziehen, Stützen
Ausdauer	aerob anaerob →	Atmungs-, Herz-Kreislauf-Stoffwechsel-Systeme	← Fangspiele Laufen Rad fahren
Schnelligkeit	Reaktionsschnelligkeit Grundschnelligkeit →	Zentralnervensystem und Skelettmuskulatur	← Laufspiele Staffeln Wettläufe
Koordination	Grob-, Fein- und Feinstkoordination →	Zentralnervensystem und Skelettmuskulatur	← Gleichgewicht Orientierung Wahrnehmung
Gelenkigkeit	Dehnung aktiv passiv →	Gelenksysteme Skelettmuskulatur	← Streck- und Hangübungen

Wahrnehmung und Bewegung

Kinder balancieren über einen Baumstamm. Um darauf gehen zu können, beanspruchen sie insbesondere ihren Gleichgewichtssinn. Darüber hinaus nehmen sie auch Informationen von vielen anderen Sinnen auf: Die in den Muskeln, Sehnen und Gelenken befindlichen Propriozeptoren sagen ihnen, wie stark ihre Muskeln angespannt sind und wie die Arme zur Seite gestreckt werden. Der Tastsinn erfühlt, welche Stellen des Baumstammes rutschig sind, wo die Oberfläche fest ist. Das Ohr registriert Geräusche in der Umgebung. Die Augen geben Hinweise, wenn der Baumstamm uneben ist, wie breit die Auflagefläche für die Füße ist, wann der Stamm schmaler wird und wann er zu Ende ist.

Zusammenspiel der Sinne

Das Zusammenspiel der Sinne, der Augen, des Gehörs, des Tastsinnes und des Gleichgewichtssinnes, macht es möglich, dass das Kind über den schmalen Baumstamm fast so sicher wie über den Boden geht, dass es Unebenheiten übersteigen und Unsicherheiten ausgleichen kann.
Das Wechselspiel der Sinne wird bei jeder Bewegungshandlung deutlich. Es gehört zu den besonderen Merkmalen der Kindheit, dieses Wechselspiel ständig herauszufordern und damit gleichzeitig ihre Wahrnehmungsfähigkeit zu üben: Wenn das einfache Balancieren zu langweilig wird, wenn der Gleichgewichtssinn zu wenig zu tun hat, dann schließen sie z. B. das Sehen aus. Und schon müssen andere Sinne stärkere Leistungen zur Orientierung einbringen: Das Tasten wird vorsichtiger, mit den Füßen wird erst vorgefühlt, ob der nächste Schritt in die richtige Richtung geht, die Arme werden zum Ausbalancieren des Gewichts genutzt.

Orientierung in der Umwelt

Unter »Wahrnehmung« wird das Aufnehmen und Verarbeiten von Reizen über die verschiedenen Sinnessysteme verstanden. Voraussetzung für die Orientierung in der Umwelt ist die Fähigkeit, Sinnesreize zu differenzieren, wichtige Informationen von unwichtigen zu unterscheiden. Der Ort der Integration und Koordination der Sinnesreize ist das zentrale Nervensystem.
Ein gut funktionierendes Wahrnehmungssystem kann als Voraussetzung für die Auseinandersetzung des Kindes mit seiner Umwelt betrachtet werden.

Zwar sind die meisten Menschen von Geburt an mit einer durchschnittlich guten Fähigkeit zur Wahrnehmung ausgestattet, diese Grundfähigkeit muss jedoch vor allem in der Kindheit durch beständige Anpassung an Situationen, Dinge und Anforderungen geübt werden. Je vielfältiger sie sensorische Funktionen üben, umso sicherer werden Kinder in ihren Bewegungen und umso besser gelingt es ihnen, den an sie gestellten Anforderungen gerecht zu werden. Ein sensorisches System kann sich nur dann optimal entwickeln, wenn es geübt wird. Das Zusammenspiel der Sinne wird gefördert durch Bewegungsaktivitäten; hier werden Wahrnehmungsleistungen erforderlich, die quasi als »sensorische Nahrung« dienen: Sie setzen komplexe Anpassungsreaktionen in Gang, Kinder lernen Neues hinzu, durch die Anpassungsreaktionen hat das Gehirn die Chance, sich weiterzuentwickeln und sich damit besser zu »organisieren«.

Wahrnehmungssysteme

Die Wahrnehmungssysteme können in die körpernahen und in die körperfernen Sinnessysteme eingeteilt werden. Zu den körpernahen Sinnen, die auch als Basissinne bezeichnet werden, gehören das taktile System (das Tasten und Berühren), das vestibuläre System (das Gleichgewicht) und das kinästhetische System (die Bewegungsempfindungen).
Sie bilden die Grundlage der Wahrnehmungsentwicklung, da sie die von der Entwicklung her jüngeren Formen der Wahrnehmung sind, auf denen alle weiteren aufbauen. Zuerst entwickeln sich die Sinne, die uns Informationen über unseren Körper und seine Beziehung zur Anziehungskraft der Erde geben. Erst danach folgt die Differenzierung der Sinne, die uns Informationen über körperferne Dinge liefern. Das Schaubild auf Seite 74 zeigt die Wahrnehmungssysteme mit ihren jeweiligen Bereichen (vgl. hierzu Zimmer 2004 a).

Tastsinn

Das *taktile System* ist nach J. Ayres (1984) das erste sensorische System, das sich schon im Mutterleib entwickelt und das bereits funktionsfähig ist, wenn visuelle und auditive Systeme sich erst zu bilden beginnen. Taktile Reize werden über die Haut aufgenommen, die Haut kann somit als das größte Wahrnehmungsorgan aufgefasst werden. Über die Haut nimmt das Kind Temperatur wahr, es ertastet die Beschaffenheit von Material und Gegenständen, es lernt, mit den Händen zu »sehen«.

Wahrnehmungsbereiche

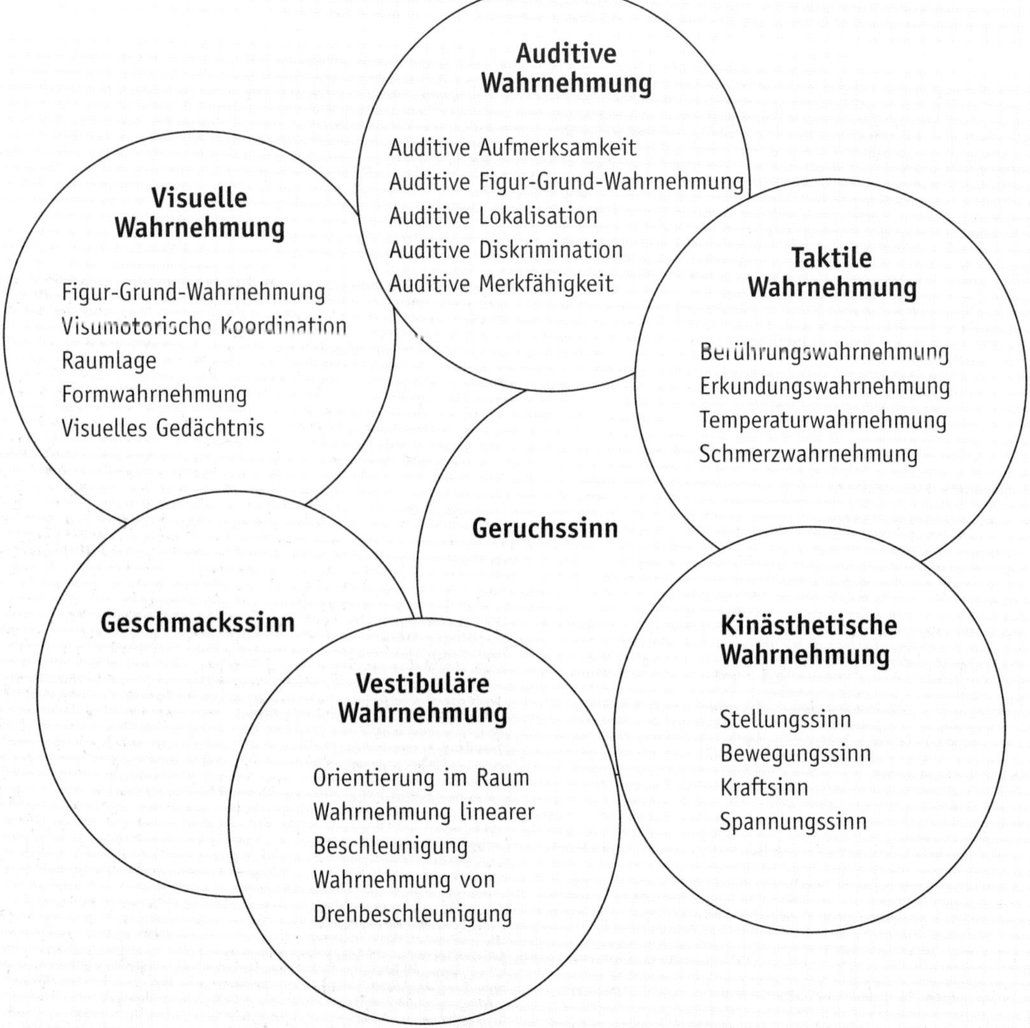
Auditive Wahrnehmung
Auditive Aufmerksamkeit
Auditive Figur-Grund-Wahrnehmung
Auditive Lokalisation
Auditive Diskrimination
Auditive Merkfähigkeit
Visuelle Wahrnehmung
Figur-Grund-Wahrnehmung
Visumotorische Koordination
Raumlage
Formwahrnehmung
Visuelles Gedächtnis
Taktile Wahrnehmung
Berührungswahrnehmung
Erkundungswahrnehmung
Temperaturwahrnehmung
Schmerzwahrnehmung
Geruchssinn
Geschmackssinn
Kinästhetische Wahrnehmung
Stellungssinn
Bewegungssinn
Kraftsinn
Spannungssinn
Vestibuläre Wahrnehmung
Orientierung im Raum
Wahrnehmung linearer
Beschleunigung
Wahrnehmung von
Drehbeschleunigung

Die *kinästhetische Wahrnehmung* umfasst die Empfindung von Bewegungen des eigenen Körpers oder einzelner Körperteile, sie gibt uns Informationen über die Stellung der Gliedmaße und Gelenke zu einander, über das Ausmaß an Muskelkraft, die wir für eine Bewegung aufbringen müssen und über den Grad unserer Muskelspannung. Die Wahrnehmung erfolgt über Muskeln, Sehnen und Gelenke; über die so genannten Propriozeptoren (lat. »Proprius« = der / das Eigene) werden dem Gehirn Informationen über die Bewegung, die Muskelspannung und die Stellung der Gelenke zum Körper vermittelt.

Bewegungssinn

Die *vestibuläre Wahrnehmung* ist für die Gleichgewichtsregulation des Körpers verantwortlich. Für diese Funktion wichtige Rezeptoren befinden sich im Innenohr, daher wird das Ohr oft auch als »Gleichgewichtsorgan« bezeichnet. Über den Gleichgewichtssinn erhalten wir Informationen darüber,

Gleichgewichtssinn

- in welcher Lage sich unser Körper im Raum befindet,
- wie sich die Schwerkraft auf die Lage des Körpers im Raum auswirkt,
- wie schnell wir uns bewegen.

Diese Informationen aus dem Gleichgewichtssystem werden meist mit denen aus dem kinästhetischen System verknüpft, so dass nicht nur Raumlage, sondern auch Bewegungswahrnehmung möglich ist.

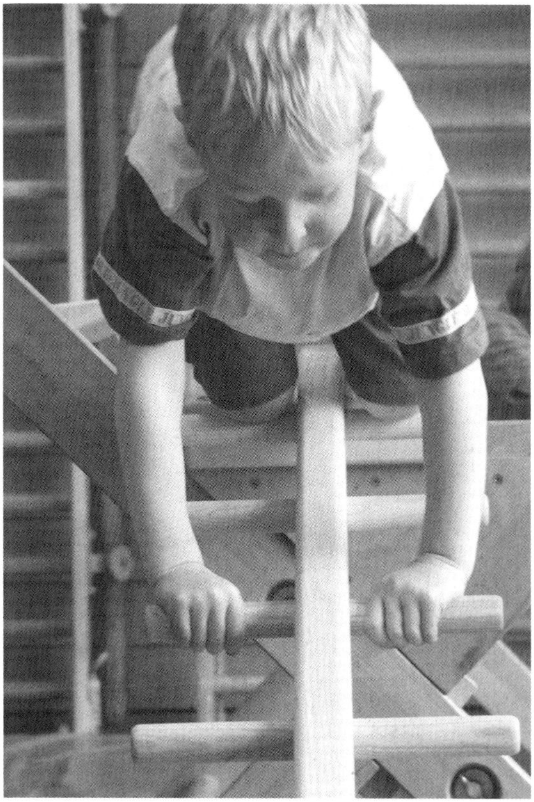

Die *visuelle Wahrnehmung* gehört zu den Sinnesbereichen, die im Alltag einer ständigen Reizüberflutung ausgesetzt sind. Das Auge ist das wichtigste menschliche Informationsorgan, der weitaus größte Teil der von außen kommenden Informationen wird über dieses Sinnessystem wahrgenommen. Aus der Vielzahl der auf das

Sehsinn

Auge einströmenden Reize werden diejenigen ausgewählt, die unsere Aufmerksamkeit erregen. Sie bilden die Figur innerhalb unseres Wahrnehmungsfeldes, die anderen – unwichtigen – Reize rücken in den Hintergrund. Diese Fähigkeit, Wichtiges von Unwichtigem zu unterscheiden, ist die Voraussetzung für Konzentration. Für die Bewegungsausführung ist aus den vielen Bereichen der visuellen Wahrnehmung die »visumotorische Koordination« besonders wichtig. Wenn man z. B. nach einem Gegenstand greift, muss die Bewegung der Hände durch das Sehen gesteuert werden. Auch wenn man einen Ball prellt oder ihn auffängt, erfolgt eine Koordination von Auge und Motorik (Auge-Hand-Koordination).

Hörsinn

Über das *auditive Wahrnehmungssystem* nehmen wir Töne, Geräusche und Klänge wahr und können sie unterscheiden. Die auditive Wahrnehmung hat außerdem eine grundlegende Funktion für die menschliche Kommunikation: Sie ist die Voraussetzung zur Entwicklung der Sprache. Durch das Gehör kann auch die Entfernung und die Richtung von Geräuschquellen wahrgenommen werden, somit wird es uns möglich, eine Entfernung abzuschätzen und zu erkennen, wie weit ein Mensch, der mit uns spricht, von uns entfernt ist.

Beispiele zur Förderung der Wahrnehmungsfähigkeit finden sich im Praxisteil dieses Buches (siehe Kapitel 6, Seite 94ff.) sowie in den Publikationen *Kursbuch Sinnesförderung* (Wilken 2003), *Sinneswerkstatt* (Zimmer 1997) und *Handbuch der Sinneswahrnehmung* (Zimmer 2004a).

Beobachtungshilfen

Auffälligkeiten und Beeinträchtigungen der Motorik

Auffälligkeiten, Störungen und Retardierungen der motorischen Entwicklung müssen so frühzeitig wie möglich erkannt werden. Sie engen die Erfahrungs- und Erlebnismöglichkeiten eines Kindes ein und dies ist für die Entwicklung umso folgenreicher, je jünger ein Kind ist, d. h. je mehr es auf die Motorik als Grundlage seiner Auseinandersetzung mit der Umwelt angewiesen ist. Je früher Störungen und Auffälligkeiten festgestellt werden, um so eher können Fördermaßnahmen einsetzen und umso größer sind auch die Chancen der Bearbeitung von Entwicklungsproblemen.

Beobachtung und Tests

Zur Feststellung des Entwicklungsstandes eines Kindes und zur Diagnose seines Bewegungsverhaltens können unterschiedliche Verfahren angewendet werden. Sie reichen von der Beobachtung des kindlichen Verhaltens in Alltagssituationen über strukturierte Beobachtungssituationen bis hin zu standardisierten Tests, die einen möglichst objektiven Vergleichsmaßstab zugrunde legen und damit auch die altersgemäße Einordnung der Ergebnisse eines Kindes zulassen (z. B. Motoriktest für vier- bis sechsjährige Kinder; Zimmer/Volkamer 1987). Während motorische Entwicklungstests in der Regel nur von hierfür besonders qualifizierten Fachkräften eingesetzt werden sollten kann auch die Beobachtung der Kinder in freien Spiel- und Bewegungssituationen bereits Hinweise auf evtl. Probleme geben.
Bei der Beobachtung der Kinder in Spiel- und Bewegungssituationen stellt sich die Erzieherin häufig die Frage, ob das Verhalten eines Kindes, das evtl. von dem der anderen abweicht, Anlass zu Sorge und weiteren Maßnahmen sein soll oder ob es sich einfach um eine individuelle Besonderheit handelt. Vielleicht hat es weniger Spaß an Bewegungsspielen, vielleicht ist es grundsätzlich zurückhaltender als andere Kinder oder es braucht mehr Zeit, um sich an neuen Angeboten zu beteiligen.

Fachlicher Rat

Grundsätzlich sollte sie sich – sofern sie bei einem Kind wiederholt Schwächen oder Unsicherheiten beobachtet, Rat durch Fachkräfte einholen. Bei einem Gespräch mit den Eltern kann z. B. das Aufsuchen eines Kinderarztes empfohlen werden, der dann unter Umständen eine psychomotorische, ergotherapeutische oder physiotherapeutische Behandlung empfiehlt. Auch wenn sich ein Kind über längere Zeit hinweg weigert, an Bewegungsspielen teilzunehmen, sollte die Erzieherin es aufmerksam beobachten, wie es sich ansonsten im Alltag und beim freien Spielen verhält. Häufig meiden Kinder gerade die Spiele, bei denen sie befürchten, den Anforderungen nicht gewachsen zu sein. Für die Erzieherin ist es dann oft nicht erkennbar, ob die mangelnde Beteiligung des Kindes an der Spielsituation, an der Motivation des Kindes liegt oder ob es sich der Sache aus den oben angeführten Gründen entzieht.

Beobachtungssituationen

Um die eigene Beobachtung zu unterstützen, kann es hilfreich sein, im Rahmen der Praxisangebote Schwerpunkte zu setzen, die die Beobachtung lenken und die Aufgabenstellungen konkretisieren können. Dazu können die im Praxisteil des Buches vorgeschlagenen Bewegungsaufgaben herangezogen werden. Auch die folgende Übersicht über einzelne Bereiche der Bewegungs- und Wahrnehmungsentwicklung kann dabei helfen, die eigene Beobachtung zu strukturieren und zu systematisieren.

- *Visuelle Wahrnehmung:* Wie reagiert das Kind in Spielsituationen, in denen optische Signale gegeben werden? Kann es Farben unterscheiden, orientiert es sich in seinen Reaktionen eher am Verhalten der anderen?
- *Auditive Wahrnehmung:* Wie sind die Reaktionen des Kindes in Spielsituationen, in denen akustische Signale gegeben werden? Kann es Geräuschquellen zuordnen, Geräusche unterscheiden, Geräusche richtig lokalisieren?

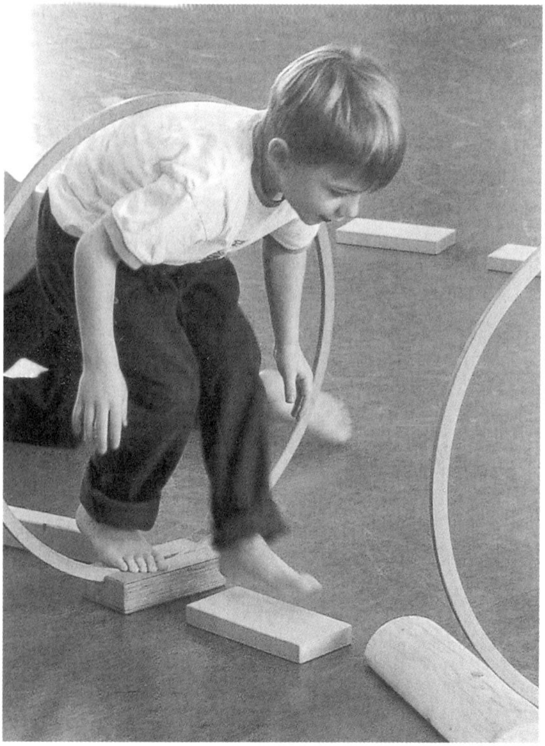

- *Taktile Wahrnehmung:* Wie reagiert das Kind auf Berührungen? Vermeidet es sie, möchte es andere Kinder bei Kreisspielen nicht anfassen?
- *Kinästhetische Wahrnehmung:* Hat das Kind eine überhöhte oder zu schlaffe Muskelspannung? Kann es den Krafteinsatz bei Bewegungen entsprechend der Situation steuern? Kann es Körperteile unterscheiden, benennen, seine Größe einschätzen?
- *Vestibuläre Wahrnehmung:* Wie verhält sich das Kind in Spielsituationen, die das Gleichgewicht herausfordern? Wie reagiert es bei Bewegungen auf instabilem Untergrund, wie verhält es sich beim Schaukeln, bei Drehbewegungen und beim Klettern?
- *Koordination:* Wie verhält sich das Kind bei Aufgaben, in denen mehrere Einzelbewe-

gungen koordiniert werden müssen, z. B. Laufen und Springen, Werfen und Fangen? Kann es beim Hampelmann-Springen Arm- und Beinbewegungen miteinander koordinieren? Kann es beim Springen von einem erhöhten Gegenstand sein eigenes Gewicht auffangen? Wie verhält es sich beim Klettern?

- *Rhythmusfähigkeit:* Wie reagiert das Kind auf musikalische Impulse, kann es sich auf das Tempo und den Rhythmus von Musik oder Klatschbegleitung einstellen?

Diese Beobachtungssituationen können einen ersten Überblick über die Fähigkeiten, Schwächen, Stärken des Kindes geben. Sie können die Beobachtung der Erzieherin auf bestimmte Aspekte im Gesamtbewegungsverhalten des Kindes lenken und sie aufmerksam machen auf spezifische Schwierigkeiten, die das Kind unter Umständen bei der Bewältigung einer Aufgabe hat.

5. Eltern als Partner für eine bewegte Kindheit

Eltern als Verbündete gewinnen

Gesundheitsförderung bedarf der Pflege von Partnerschaften mit Kinderärzten, Schulärzten, Sportvereinen, insbesondere aber mit den Eltern der Kinder. Präventive Maßnahmen zur Gesundheitsförderung sollten bereits im Elternhaus einsetzen, wenn sie nachhaltige Wirkungen haben wollen und Sekundärstörungen vorgebeugt werden soll. So hat z. B. der Erziehungsstil der Eltern einen hohen Einfluss auf den Erwerb der Kompetenzen, die dann in späteren Lebensjahren vor Drogenmissbrauch oder falschem Ernährungsverhalten schützen.

Eltern sind Modelle

Das engste und unmittelbarste Umfeld des Kindes ist die Familie. Für den Aufbau von Bewältigungsstrategien (siehe Kapitel 1, Seite 23f.) hat die Familie eine Schlüsselrolle. Die Eltern sind in ihrem Verhalten Vorbilder und Lernmodelle, von ihnen werden Wertmaßstäbe übernommen und von den Kindern verinnerlicht. Die Einstellung der Eltern und ihr alltägliches Verhalten hat großen Einfluss auf die späteren Gewohnheiten der Kinder, die vieles von den Eltern übernehmen.

Übernahme von Gewohnheiten

Kinder registrieren es sehr genau und es bleibt nicht ohne Folgen für ihr eigenes Verhalten,

- ob ihre Eltern z. B. für kurze Wege zum Briefkasten oder zum Bäcker eher das Fahrrad oder das Auto benutzen,
- ob sie Spaziergänge nur bei gutem Wetter oder auch bei Regen machen,

- ob sie selbst regelmäßig am Abend vor dem Fernsehgerät sitzen oder auch anderen Freizeitbetätigungen nachgehen,
- ob sie das Kind zu Fuß oder mit dem Fahrrad in den Kindergarten bringen oder eher mit dem Auto,
- ob sie bei der Wahl zwischen Fahrstuhl oder Rolltreppe in der Regel den normalen Treppenaufstieg wählen,
- ob sie mit ihren Kindern Bewegungsspiele spielen,
- in welcher Form sie Entspannung suchen: durch Einschalten des Fernsehers oder durch aktive Methoden wie Yoga oder Entspannungsübungen,
- welcher Wert Bewegung überhaupt in ihrem Lebensalltag einnimmt.

Immer spielt die Vorbildfunktion der Eltern eine Rolle. Kinder wachsen in ein bewegungsreiches oder -armes Umfeld hinein und so entwickeln sich Gewohnheiten, die auch im Jugend- und Erwachsenenalter meist nicht mehr reflektiert, sondern weitergeführt werden.
Deswegen gilt es, bereits früh die Eltern einzubeziehen, ihnen die Bedeutung von Bewegung für die kindliche Entwicklung aufzuzeigen und sie so zur Mitarbeit im Kampf gegen den Bewegungsmangel im Alltag zu gewinnen.

Möglichkeiten der Elternarbeit

Im Kindergarten wird die Kooperation mit den Eltern auf ganz unterschiedlichen Ebenen ansetzen können. Sie reicht von der Mitarbeit von Eltern in gemeinsam geplanten Projekten (»Waldtage«, »Gesunde Ernährung« oder »Bau von Bewegungsgeräten«) bis hin zu Elternabenden oder Vorträgen zu unterschiedlichen Themen. Im Folgenden sind einige Möglichkeiten aufgelistet:

Elternabende / Informationsveranstaltungen

- Bewegtes Kinderzimmer – Wie mache ich die Wohnung spielfest?
- Bewegter Kindergeburtstag
- Ruhe finden – Entspannung für quirlige Kinder

Aktionen des Kindergartens

Auch Aktionen des Kindergartens können das Thema Bewegung (und Ruhe) ins Zentrum rücken, z. B.:

- Mehr Bewegung – als Motto für ein Sommerfest
- Gemeinsame Spielnachmittage für Mütter, Väter und Kinder
- Entspannungsspiele für Große und Kleine

»Bewegte« Elternabende

Wenn Bewegung zum Thema eines Elternabends gemacht werden soll, empfiehlt es sich, eine Mischung von Sachinformation, Reflexion und konkreten Planungen für Maßnahmen im Kindergarten oder in der Familie anzubieten.

Selbstbefragung

Als Einstieg kann die Durchführung einer Elternselbstbefragung hilfreich sein:

- Was finde ich für die Bewegungsentwicklung von Kindern heute wichtig?
- Was gelingt mir gut, was gelingt mir weniger gut?
- Was möchte ich ändern, was kann ich ändern?
- Wie kann ich etwas ändern, womit fange ich an?

Die letzten Fragen können am Ende des Elternabends noch einmal zur Diskussion kommen. Vielleicht haben sich durch die Sachinformation und durch das Gespräch mit den anderen Teilnehmern neue Möglichkeiten – aber auch Einsichten – aufgetan.

Sachinformation

Den Schwerpunkt des Abends kann ein Fachvortrag eines Experten (Kinderärztin, Motopädin, Sportpädagogin, Ergotherapeutin) oder einer Erzieherin, die sich besonders mit dem Thema beschäftigt hat, bilden. Hierbei können z. B. das Problem einer »unbewegten Kindheit« und die Folgen von Bewegungsmangel für die kindliche Entwicklung aufgezeigt werden (siehe Kapitel 2, *Bewegungsmangel und seine Folgen*, Seite 31ff.). In einer anschließenden Diskussion sollten – evtl. in Gruppen, damit sich möglichst viele Eltern beteiligen können – Konsequenzen für den Alltag besprochen werden, wie sie beispielsweise in dem Schaubild auf S. 83 aufgelistet werden.

Einfluss der Familie auf das Bewegungsverhalten der Kinder

Alltagsverhalten	**Anregungen**
Treppensteigen statt Rolltreppe/Fahrstuhl	Spielplatzbesuche
Fernsehgewohnheiten	eigenes Sporttreiben
Aufenthalt in frischer Luft	sportliche Hobbys
Fahrradnutzung	Wahrnehmung von Sportvereinsangeboten für Eltern und Kinder
kindgerechte Wohnungseinrichtung	Schwimmbadbesuche
	Bewegung im Urlaub
	Radtouren

Spielaktionen für Eltern und Kinder

Spiele-Nachmittage

Regelmäßige (oder auch einmalig angebotene) Spiele-Nachmittage für Eltern und Kinder geben Gelegenheit, Ideen für das Miteinanderspielen zu erproben und darüber hinaus auch Impulse für das gemeinsame Spielen zu Hause zu erhalten. Es versteht sich von selbst, dass Erwachsene wie Kinder gleichermaßen dabei mitmachen können. Jeder Spiele-Nachmittag kann ein anderes Thema oder Motto haben. Im Folgenden finden sich einige Beispiele.

Thema: Bewegte Spiele auf kleinstem Raum

Platz für bewegte Spiele ist auch in der kleinsten Wohnung. Wenn zerbrechliche, kostbare Vasen weggeräumt und die Stühle zur Seite geschoben werden, kann es losgehen. Die Teilnehmer werden in Spielgruppen aufgeteilt, jede

Spielgruppe hat ca. 4 Erwachsenen und entsprechend viele Kinder. Die erste Spielidee wird jeder Gruppe auf einer Karte vorgestellt. Eltern und Kinder suchen die benötigten Materialien und probieren das Spiel aus, nach einer Spielphase von ca. 15 Minuten stellt jede Gruppe den anderen die Spielidee vor, dieses darf dann von den anderen Gruppen ausprobiert werden.
In einer zweiten Phase soll sich nun jede Gruppe ein eigenes platzsparendes, aber bewegungsreiches Spiel ausdenken und es ausprobieren, vielleicht findet sie sogar noch eine passende Bezeichnung hierfür. Auch diese Spiele werden dann von allen ausprobiert. Anschließend werden die Spielideen gemeinsam auf vorbereiteten Blättern aufgeschrieben. Vielleicht findet sich ein Vater oder eine Mutter, die die Spiele sammeln und für die anderen beteiligten Eltern kopieren. Folgende Spielideen können von den Gruppen erprobt werden:

Wattebausch-Pusten

Auf einem Tisch liegen mehrere kleine Wattebäusche (Kosmetikwatte). Die Wattekugeln sollen nun durch Pusten über den Tisch befördert werden. Gegenüber dem »Puster« steht ein Partner, der aufpasst, dass das Bällchen nicht auf den Boden fällt. Mit der Hand bildet er eine Mauer, die den Ball aufhält. Dann darf der Wattebausch wieder zurückgepustet werden.

Fliegenpatschenfederball

Jeder Mitspieler hat eine Fliegenpatsche, mit der er einen Luftballon hochspielt. Eltern und Kinder können sich den Ballon auch gegenseitig zuspielen.
Für die fortgeschritteneren Spielteilnehmer wird in der Mitte des Raumes eine Schnur gespannt (ca. in Kopfhöhe eine Erwachsenen). Nun können die Partner sich jeweils auf eine Seite stellen und sich die Ballons mit den Fliegenpatschen über die Schnur zuspielen.

Kochlöffelhockey

Kochlöffelhockey kann man auch zu Hause in einem schmalen Flur spielen. Hier ist die eingegrenzte Spielfläche sogar ganz günstig, da der Ball nicht weit wegrollen kann. Am Ende des Flurs wird jeweils ein Karton als Tor aufgestellt. Mit Kochlöffeln werden kleine Bälle oder Flummis über den Boden gerollt.

Im Kindergarten kann auf dem Boden mit Klebeband eine Fläche abgeteilt werden, die den Raum in zwei Hälften teilt. Jeder Mitspieler soll versuchen, den Ball aus seinem Feld herauszubefördern.

Thema: Kinderspiele der Eltern

Die Kinder werden auch interessiert sein zu erfahren, was die Eltern in ihrer Kindheit gespielt haben. Jeder Erwachsene bekommt einen Zettel, auf den er ein Spiel schreibt, das er selbst aus seiner Kindheit noch in Erinnerung hat (außer Fußball, damit die Vorschläge der Väter nicht zu einseitig werden). Bei der Auswahl der Spiele sollte bedacht werden, dass es Spiele ohne speziellen Materialaufwand sein sollten. Die Zettel kommen in einen Korb und ein Kind darf einen Zettel ziehen. Dieses Spiel wird nun vorgelesen und von demjenigen, der es notiert hat, erklärt. Die notwendigen Materialien und Gegenstände werden gesucht und dann dürfen es alle ausprobieren. Folgende Spielideen wurden z. B. bei einem Spiele-Nachmittag von Eltern notiert:

- Bäumchen wechsel dich
- Murmelspiele
- Blindekuh
- Seilspringen
- Federball

Thema: Spiele zum Aus-der-Puste-kommen

Das Thema Fitness und Ausdauer ist auch für Eltern interessant. Viele von ihnen joggen oder walken regelmäßig. Von dem Motto »Verbessern Sie Ihre Fitness, indem Sie mit Ihren Kindern spielen« werden sich sicher eine Reihe von Eltern angesprochen fühlen – und dabei etwas für sich, aber auch für ihre Kinder tun.

Komm mit – lauf weg

Meist kennen die Eltern dieses Spiel noch aus ihrer Schulzeit. Gemeinsam mit den Eltern können es auch schon Kindergartenkinder spielen.
Es werden Gruppen zu jeweils 4 bis 6 Eltern und Kindern gebildet. Sie setzen sich hintereinander auf den Boden, alle Gruppen bilden einen großen Kreis. Am Ende einer jeden Gruppe sollte ein Erwachsener sitzen. Ein Mitspieler läuft nun um den Kreis herum, tippt eine Gruppe an und ruft: »Komm mit«. Jetzt müssen

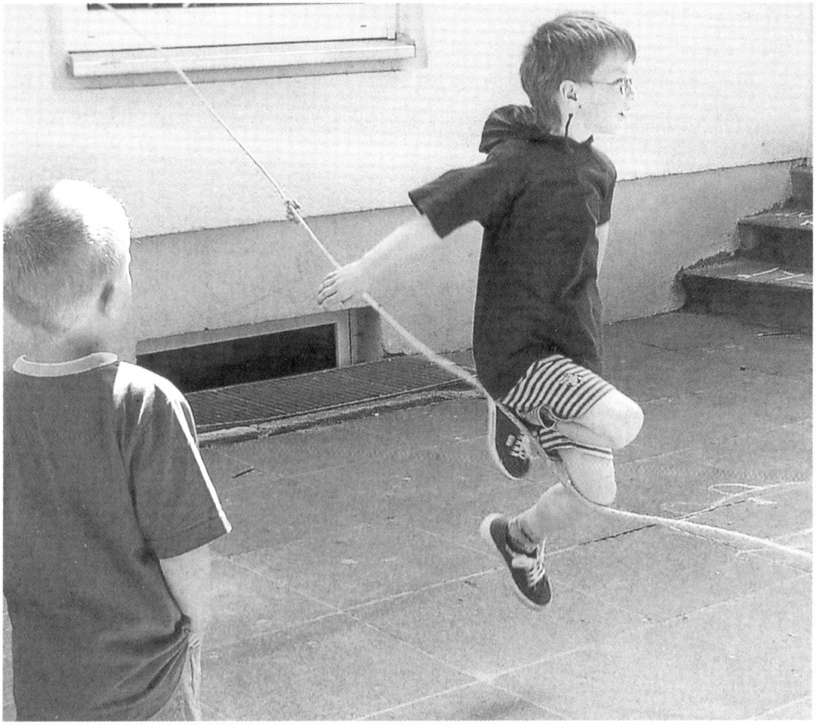

alle Mitglieder dieser Gruppe schnell aufstehen und hinter dem Läufer herlaufen, bis sie wieder ihren Platz erreicht haben. Wer als letzter ankommt, darf den nächsten Läufer spielen.

Seilspringspiele

Am großen Schwungseil können sich Kinder und Eltern gemeinsam betätigen. Hier werden nicht nur die Kinder, sondern vor allem auch die Eltern aus der Puste kommen. Am besten werden mehrere Gruppen gebildet, damit auch kleinere Kinder genügend Möglichkeiten haben, das Seilspringen zu üben. Für die ganz Kleinen kann das Seil zunächst einmal hin und hergeschwungen werden, damit sie sich in Ruhe auf das sich bewegende Seil einstellen können (siehe Kapitel 6, *Ideenwerkstatt,* Seite 97)

Thema: Spiele für starke Kinder und starke Eltern

Muskeln brauchen Training, damit sie kräftig werden. An diesem Spiele-Nachmittag steht das »Starkwerden« auf dem Programm. Diesmal geht es tatsächlich um die Muskeln – Spiele, an denen sich alle starken Kinder und alle starken Eltern beteiligen können – und nachher noch ein wenig stärker nach Hause gehen.

Kissenschlacht

Für dieses Spiel braucht man jede Menge Sofakissen, Stuhlkissen, Kopfkissen, Schaumstoffteile ... (mindestens halb so viele wie Mitspieler teilnehmen). Eltern und Kinder bilden Paare (oder kleine Gruppen, die Kissen sollen nun untereinander zugeworfen werden, mal fest und mal ganz sanft. Wie weit kommt jeder Mitspieler, wenn er ganz fest wirft (Kissenweitwurf)? Aus welcher Entfernung kann man die Kissen am besten auffangen? Zum Schluss gibt es eine Kissenschlacht: Dann dürfen die Kinder die Erwachsenen mit den Kissen bewerfen.

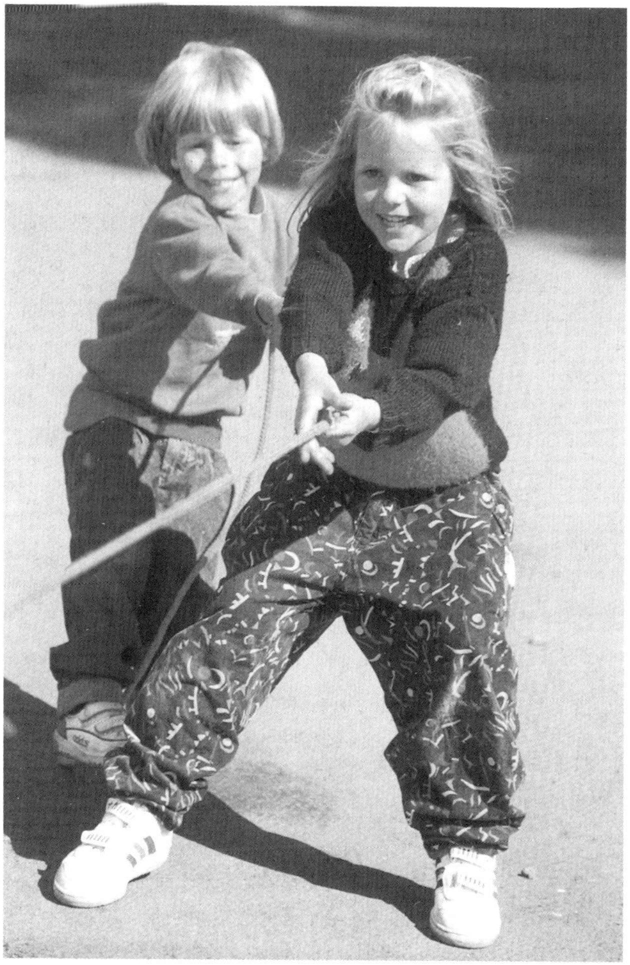

Kräfte messen

Tauziehen: Eltern gegen Kinder. Hier spielen alle starken Kinder gegen zwei oder drei starke Mütter oder Väter.

Tauziehen kann man im Stehen, aber auch im Sitzen oder im Liegen. Das hat den Vorteil, dass jüngere Kinder auch mitmachen können und keine Angst haben müssen, umgestoßen zu werden.

Abschleppwagen

Fußmatten (oder Decken) werden auf dem Boden verteilt, die weiche Seite liegt nach unten. Auf jeder Matte sitzt ein Kind, es wird von einem Erwachsenen durch den Raum gezogen. Nun dürfen sich auch die Erwachsenen sich auf die Matten stellen. Wie viele Kinder braucht man, damit ein Erwachsener von der Stelle bewegt werden kann (durch Ziehen oder durch Schieben?)

Thema: Ruhespiele für Zappelkinder

Viele Eltern klagen darüber, dass ihre Kinder am Abend kaum Ruhe finden und Einschlafstörungen haben. Je mehr Druck auf die Kinder ausgeübt wird – »jetzt schlaf doch endlich ein«, »wenn du noch einmal aufstehst dann ...«, um so unruhiger und quengeliger werden die Kinder. Drohungen bewirken oft genau das Gegenteil von dem, was eigentlich erreicht werden soll.
Eine Möglichkeit, das Zubettgehen mit angenehmen Gefühlen und Erwartungen zu versehen, ist das Einführen von Ruhe-Ritualen. Kleine Entspannungseinheiten werden von den Kindern als angenehmer Tagesabschluss und als willkommene körperliche Zuwendung empfunden. Am besten ist es, wenn Kinder und Eltern gemeinsam zu solchen – für viele vielleicht ungewohnten – Spielen hingeführt werden. Dann können Sie am eigenen Leibe erleben, wie sich die Ruherituale auf das Verhalten der Kinder, aber auch auf ihre eigene Befindlichkeit auswirken.
Bei einem Spiele-Nachmittag, der Ruhespiele zum Thema macht, können es auch die Eltern einmal genießen, von ihren Kindern mit einem Igelball massiert zu werden oder die wohltuende Wirkung von Entspannungsgeschichten zu erleben. Hier können also auch die Kinder aktive Rollen übernehmen. Wenn es sich bei den folgenden Entspannungsspielen um Partnerspiele handelt, tauschen Eltern und Kinder daher immer die Rollen.

Spielgeschichten auf dem Rücken

Wetter-Vorhersage

Ein Spielpartner liegt auf einer Matte oder auf einer Decke auf dem Bauch. Der andere kniet neben ihm und darf das Wetter für den nächsten Tag vorhersagen – wie nach der Tageschau im Fernsehen. Der am Boden Liegende darf raten, welches Wetter gerade dran ist – oder er darf das Wetter auch einfach nur genießen.

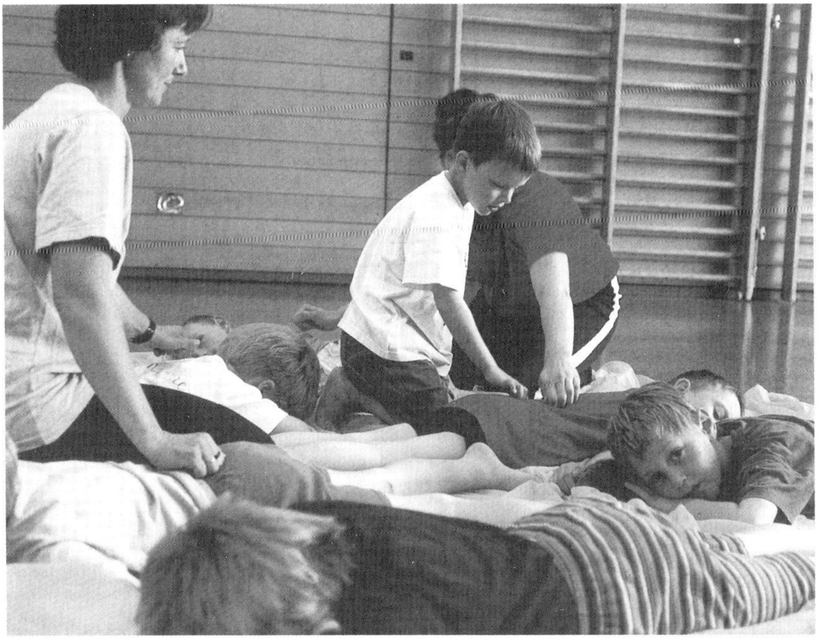

- Nieselregen: *Mit den Fingerspitzen schnell und leicht auf den Rücken tippen.*
- Regenschauer: *Mit den Handflächen leicht auf den Rücken klopfen.*
- Sonne: *Mit den Handflächen über den Rücken streichen.*
- Donner: *Mit den Fäusten auf den Rücken trommeln.*
- Blitz: *Mit der Fingerspitze schnelle Zickzackbewegungen auf dem Rücken ausführen.*
- Hagel: *Mit den Fingerknöcheln auf dem Rücken klopfen.*
- Schnee: *Leichtes, zartes Berühren des Rückens mit den Fingerspitzen.*

Der Wetterwechsel kann sprachlich begleitet werden. Der Wettermacher sagt an, welches Wetter jetzt kommt. Abschließend können Eltern und Kinder sich austauschen, welches Wetter besonders angenehm war und was sie vielleicht nicht so gerne mochten.

Schneckenwege

Der Rücken ist ein Weg im Garten, auf dem sich viele kleine Tiere tummeln:

- Ganz langsam kriecht eine Schnecke über den Weg, es dauert sehr lange, bis sie den Weg überquert hat *(mit zwei Fingern sanft über den Rücken streichen)*,
- ihr kommen ganz viele Ameisen entgegen, sie laufen schnell hin und her *(schnelle Bewegungen mit allen Fingerspitzen)*.
- Nach ihnen springt eine Heuschrecke über den Weg *(rhythmische Hüpfbewegungen abwechselnd mit rechten und linken Handflächen)*.
- Und jetzt kommt eine kleine flinke Maus, sie huscht von einem Loch in das andere *(mit zusammengelegten Fingerspitzen über den Rücken huschen)*,
- dann schleicht sich eine Eidechse über die Erde *(eine Hand langsam über den Rücken streifen lassen)*.
- Aus einer Ecke kommt ein dicker Käfer angewackelt *(Fingerknöchel im Wechsel rechts und links aufsetzen)*
- und gleich hinter ihm folgt ganz gemächlich ein Igel *(Fingerspitzen langsam nacheinander aufsetzen)*.
- Um die Mittagszeit scheint die Sonne ganz heiß, dann haben sich alle Tiere in ihre schattigen Verstecke zurückgezogen und niemand ist mehr im Garten zu sehen, nur die Sonne scheint ganz heiß auf den Weg *(Hände ganz schnell aneinander reiben und die heißen Handflächen auf den Rücken des Partners legen)*.

Geisterstunde

Eltern und Kinder haben gemeinsam eine Matte oder eine Decke. Der Raum sollte so weit wie möglich abgedunkelt werden. Einer der beiden Spielpartner legt sich auf den Bauch, sein Rücken ist ein Gespensterschloss, auf dessen Dachboden sich heute Gespenster treffen wollen:

- Auf dem Gespensterschloss ist es ganz still, es ist dunkel und nur ein leiser Wind ist zu spüren *(Hände streichen sanft über den Rücken)*.
- Von der Turmuhr hört man 10 Schläge, es ist 10 Uhr *(zehnmal auf den Rücken klopfen)*, noch ist nichts von den Gespenstern zu sehen oder zu hören.

- Der Wind wird stärker, jetzt hört man ihn schon heulen *(fester über den Rücken streichen, dabei leise Heulgeräusche mit der Stimme erzeugen).*
- Die Uhr schlägt zwölf *(zwölfmal auf die Schultern klopfen).*
- Die Gespenster wachen auf und kommen aus allen Ecken zum Dachboden des Schlosses gelaufen *(alle Fingerspitzen laufen kreuz und quer über den Rücken).*
- Sie tanzen und springen im Schloss herum *(mit der ganzen Handfläche rhythmisch auf den Rücken schlagen – sanft).*
- Die Schlossbewohner sind von dem Krach der Gespenster aufgewacht und klopfen gegen die Decke *(mit den Fingerknöcheln auf den Rücken klopfen).*
- Einigen Gespenstern wird vom vielen Tanzen ganz schwindelig, sie laufen in Schlangenlinien im Schloss herum *(mit dem Zeigefinger Schlangenlinien auf dem Rücken zeichnen).*
- Die Turmuhr schlägt eins *(mit einer Hand auf die Schultern).*
- Die Gespenster sinken müde zu Boden und schlafen auf der Stelle ein *(ganze Handflächen auf verschieden Stellen des Rückens auflegen).*
- Jetzt ist es wieder ganz still, der Wind heult und die Gespenster schlafen *(mit den Händen über den Rücken streicheln).*

Kinder und Eltern können auch selbst Geschichten erfinden, die sie auf dem Rücken des Partners darstellen. Die Kinder können z. B. für die Eltern auf dem Rücken ein Bild malen und dabei erzählen, was sie gerade zeichnen.

Tiefenentspannung / Entspannungsspiele

Durch sanftes Auflegen von Materialien (z. B. Sandsäckchen, Pappdeckel), die von den Kindern erspürt werden, kann eine Tiefenentspannung erreicht werden.
Weitere Ideen für Entspannungsspiele finden sich bei Herrmanns 2003 (33 Geschichten zum Entspannen für Kinder von 3 bis 6), Quante 2002 (Was Kindern gut tut), Rücker-Vennemann 2001 (Entspannungsspiele für Kinder), Schaffner 2002 (Auf deinem Rücken tut sich was) und Zimmer 2002 (Bewegung und Entspannung).

6. Ideenwerkstatt: Bewegungsförderung in der pädagogischen Praxis

Die Stärkung personaler, körperlicher und sozialer Ressourcen – das steht im Vordergrund der folgenden Praxisbeispiele. Die Bewegungsaufgaben sollen Spaß machen, sie sollen den Kindern Vertrauen in die eigenen Fähigkeiten vermitteln, sie sollen die Lust wecken, sich auch an schwierige Aufgaben heranzuwagen und bei Misserfolg nicht gleich aufzugeben. Aber sie sollen auch ihre körperlichen Fähigkeiten fördern: Aufgaben, die die Bewegungskoordination beanspruchen, ihre Geschicklichkeit fordern, die Reaktion wach halten – dies ist für Kinder kein Programm und keine Verordnung, sondern eine willkommene Herausforderung, ein Spiel mit den eigenen Kräften und denen der Umwelt.
Beides – Gesundheitsförderung und Freude am augenblicklichen Tun schließen sich nicht aus, Bewegung ist ein gutes Verbindungsglied. Das Wissen um die Möglichkeit, die eigenen Fähigkeiten durch Übung und Training zu verbessern, schafft Perspektiven auch über die augenblickliche Handlung hinaus. Rennen bis man aus der Puste gekommen ist, tut kein Kind, weil dies gesund und lehrreich sein soll, sondern weil das Spiel so spannend ist, das man gar nicht merkt, wie einem die Luft ausgeht.

Anstrengung ist höchste Motivation

Anstrengung ist für Kinder keine Last, sondern ein Zeichen höchster Motivation. Wie viele Male wiederholen sie die gleiche Bewegung, das gleiche Spiel, wenn sie es sich in den Kopf gesetzt haben, etwas zu beherrschen. Keine Mauer ist zu hoch, um nicht zu versuchen, hinauf zu kommen; kein Graben zu breit, um ihn nicht im Sprung zu überqueren. Und wenn man mittendrin landet – auch kein Problem! Dann versucht man es einfach noch mal, so lange bis es gelingt, oder man muss sich eben einen schmaleren Graben suchen.

Diese Lust an der Anstrengung, am Wagnis, am Finden der eigenen Grenzen gilt es zu erhalten – bei manchen Kindern muss man sie auch wieder wecken. Dazu bedarf es nicht nur schöner Bewegungsideen, sondern vor allem auch eines verständnisvollen, motivierenden Begleiters. Ein Begleiter, der die Ängste versteht, aber auch Mut macht, sie zu überwinden (oder einen schmaleren Graben zu finden), der begeistern kann, aber auch ein Zögern von Seiten des Kindes akzeptiert.
Diesen Anspruch an eine Gesundheitsförderung durch Bewegung hat das vorliegende Buch, er bildet die Basis der im folgenden Abschnitt beschriebenen Spielideen. Dass die Spiele in einem Klima der Freude und der gegenseitigen Akzeptanz gespielt werden, ist eine unabdingbare Voraussetzung für ihr Gelingen. Das beste Spiel nützt nichts, wenn es in einer Atmosphäre des Drucks und der Verordnung gespielt wird, und es wird dann auch keine nachhaltigen Wirkungen haben.

Spielideen nach Themengruppen

Die Systematisierung der folgenden Bewegungsanregungen baut auf den in diesem Buch angeführten Bereichen einer bewegungsorientierten Gesundheitsförderung auf. Die Spielideen sind in Themengruppen zusammengefasst. Hier steht nicht ein bestimmtes Gerät oder Material im Vordergrund, die Systematik geht auch nicht von Bewegungsgrundformen oder Bewegungskriterien aus. Vielmehr werden die elementaren Erfahrungen, die über Bewegung gewonnen werden können, in Spielthemen gefasst. Dabei werden zehn unterschiedliche Erfahrungsbereiche angesprochen:

1. Sich verausgaben – Ausdauer erfahren
2. Die eigene Körperkraft spüren – Widerstand erfahren
3. Gelenkigkeit und Beweglichkeit entwickeln
4. Geschwindigkeit erleben – sich schnell bewegen
5. Bewegungen steuern und koordinieren
6. Sich im Raum orientieren
7. Die Balance halten
8. Schnell reagieren – auf Signale achten
9. Etwas bewirken – die eigene Handlung als Ursache eines Effektes erleben
10. Entspannung erleben – Ruhe genießen

1. Sich verausgaben – Ausdauer erfahren

Klammern jagen

Material: Für jedes Kind etwa 5 bis 10 Wäscheklammern

Jedes Kind erhält eine bestimmte Anzahl von Wäscheklammern und darf sich diese an seine Kleidung stecken. Nun laufen die Kinder durcheinander und versuchen, sich gegenseitig die Klammern abzujagen. Haben sie eine Klammer erwischt, dürfen sie sich diese an ihre Kleidung stecken. Nach einigen Spielminuten wird das Spiel unterbrochen. Nun wird ausgezählt, wie viele Klammern die Kinder noch besitzen. Sind es mehr, als sie anfangs hatten? Klammernkönig ist derjenige, der am meisten Klammern an seiner Kleidung hat. Aber auch die anderen Kinder, die nur noch wenige Klammern haben, sind Klammernprinzessinnen und Klammernprinzen.

Vor einer Spielwiederholung sollte mit den Kindern besprochen werden, an welchen Stellen des Körpers die Klammern nur schwer abzujagen waren: Wenn sie an den Hosenbeinen oder an der Vorderseite des Körpers auf dem Bauch befestigt waren, konnten sie von den Klammerjägern nicht erbeutet werden. Deswegen sollen die Klammern beim nächsten Spieldurchgang alle an gut erreichbaren Stellen fest gemacht werden. Hierbei muss die Erzieherin notfalls helfen oder zwei Kinder befestigen sich die Klammern jeweils am Rücken. Gut geeignet ist weite lockere Kleidung, an der die Klammern gut angesteckt werden können.

Ziele: Ausdauer, Körperwahrnehmung, Sozialerfahrung, Absprachen treffen

Autorennen

Material: Tennisringe oder kleine Holzreifen

Die Gummiringe oder Holzreifen stellen Lenkräder eines Autos dar. Jedes Kind darf selbst entscheiden, welchen Autotyp er fährt: Einen schnellen Rennwagen, einen klapprigen Oldtimer, ein rasantes Motorrad oder einen keuchenden Trecker. Die Fahrzeuge begeben sich auf die »Straße«; alle sollen drei Minuten in Fahrt bleiben. Nun darf jeder Autofahrer selbst entscheiden, welches Tempo er wählt. Wichtig ist, dass er die vorgegebene Zeit einhält. Die Erzieherin gibt mit einem Gong bekannt, wann die Zeit zu Ende ist.

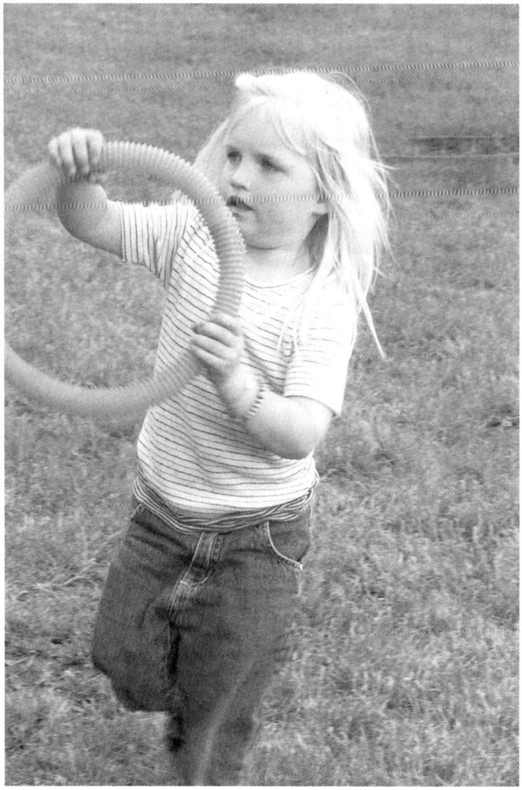

Danach wird ausgetaucht, ob die Zeit den Kindern lang oder kurz erschien. Welche Fahrzeugtypen hatten Schwierigkeit, die Zeit durchzuhalten? Vielleicht ist das Rennauto zu schnell los gelaufen und konnte die drei Minuten nicht im gleiche Tempo durchstehen. Beim nächsten Durchgang ist den Fahrern bewusst, was sie ihren Autos zumuten können. Jeder soll bewusst sein Tempo so wählen, dass er ohne zu keuchen nach drei Minuten wieder in der Startbox ankommt.

Variation: Die »Fahrstrecke« kann auch durch unterschiedliche Materialien im Raum markiert werden. Dabei werden die Kinder auch zur Raumorientierung und zur Bewegungssteuerung angeregt.

Ziele: Ausdauer, Belastung dosieren können, Körpersignale beachten und einschätzen, Zeitwahrnehmung, Raumorientierung

Kurzzeitparkplätze

Material: Mehrere Reifen

Die Reifen werden im Raum verteilt auf den Boden gelegt. Sie stellen »Kurzzeitparkplätze« dar, auf denen die Autofahrer für kurze Zeit eine Auszeit nehmen dürfen. Die Kinder laufen durch den Raum und spielen dabei Autos, deren Geschwindigkeit von einem Polizisten gesteuert wird. Der Polizist sagt, in welchem Gang sich alle Autos fortbewegen dürfen. Im ersten Gang kommen sie nur ganz langsam voran, im zweiten Gang geht es schon etwas schneller, im dritten Gang können sie noch schneller fahren und im vierten Gang dürfen sie voll aufdrehen: Sie rasen so schnell wie möglich durch den Raum. Immer wenn ein Autofahrer verschnaufen will, darf er sich auf einen Kurzzeitparkplatz stellen. Dieser ist aber so klein, dass nur ein Auto darauf passt. Kommt ein neuer Autofahrer, muss der alte weichen. Er muss Platz machen, wenn ein anderer sich ausruhen will.

Variation: Die Autos können auch im Rückwärtsgang fahren.
Ziele: Ausdauer, Belastung bewusst steigern und dosieren, Regeln einhalten

Fische fangen

Material: Keines
Die eine Hälfte der Gruppe spielt Fischer, die auf dem Meer ein großes Netz auslegen. Dazu bilden sie eine Reihe und fassen sich an den Händen. Die übrigen »schwimmen« als Fische durch den Raum. Das Netz versucht, möglichst viele Fische zu fangen und schließt sich zu einem Kreis. Jeder gefangene Fisch schließt sich dem Netz an, so dass dieses immer größer wird.
Hinweis: Dieses Spiel kann auch gut im Wasser (Nichtschwimmerbecken) gespielt werden.
Ziele: Ausdauer, Raumorientierung, Regel verstehen und einhalten, Reaktionsfähigkeit

Schatzwächter

Material: Ein Korb, möglichst viele Bälle, Klammern oder Tücher zum Kennzeichnen der Gruppen
In der Mitte des Raumes steht ein großer Korb mit vielen Bällen. Diese Bälle stellen kostbare Schätze dar, die von den Schatzräubern gestohlen werden sollen. Die eine Hälfte der Gruppe stellt die Schatzräuber dar, die andere Gruppe sind die Schatzwächter. Die Schatzräuber werfen die Bälle ganz schnell in den Raum, die Schatzwächter versuchen, sie wieder zurückzubringen. Zur Unterscheidung der verschiedenen Rollen können die Kinder farbige Klammer angesteckt bekommen oder ein farbiges Tuch tragen. Schafft es die Gruppe der Schatzräuber, alle Bälle aus dem Korb zu befördern, dann hat sie gewonnen.
Ziele: Ausdauer, Raumorientierung, Reaktionsschnelligkeit, Regelverständnis, Farbwahrnehmung

Spiele mit dem großen Schwungseil

Seilspringen ist für Kinder im Kindergartenalter meist noch sehr schwer. Sie verfügen oft noch nicht über die koordinativen Voraussetzungen, um das Springen und Schwingen aufeinander abstimmen zu können. Deswegen sind mit dem Seil zunächst einmal Gruppenspiele sinnvoll, die die Einstellung der eigenen Bewegung auf das schwingende Seil ermöglichen. Darauf kann dann später das Seilspringen aufbauen.

Durch das schwingende Seil laufen
Ein Kind und eine Erzieherin haben ein großes Schwungseil und schwingen es im großen Kreis. Jeweils ein Kind darf durch das Seil hindurchlaufen. An welcher Stelle muss es stehen, damit es, ohne das Seil zu berühren, auf die andere Seite kommt? (Es muss so stehen, dass das Seil auf es zugeschwungen wird). Beim nächsten Durchgang können mehrere Kinder gleichzeitig durch das Seil laufen.

Über das schwingende Seil springen
Das Seil wird hin- und hergeschwungen, die Kinder stehen in einer Reihe daneben und versuchen darüber zu springen, wenn das Seil auf sie zukommt.

2. Die eigene Körperkraft spüren – Widerstand erfahren

Musikstopp

Zur Musik oder zur rhythmischen Begleitung laufen die Kinder durch die Halle. Bei Stopp wird eine Zahl (2 bis 4) gerufen. Entsprechend viele Kinder setzen sich Rücken an Rücken auf dem Boden, haken sich mit den Armen ein und versuchen, gemeinsam aufzustehen (möglichst gleichmäßig, so dass keiner am Boden sitzen bleibt). Durch den gemeinsamen Druck auf den Rücken gelingt das gemeinsame Aufstehen.
Ziele: Reaktionsfähigkeit, Körperwahrnehmung, Kooperation, Widerstand erfahren, Gleichgewicht

Im Wasser

Die Kinder bilden Dreiergruppen. Ein Kind legt sich mit Unterstützung seiner Partner auf den Rücken und wird nun von den beiden anderen transportiert.
Ziele: Die eigenen Kräfte einschätzen, sie dosieren, Sozialerfahrung, Körperwahrnehmung.

Sommerschlitten

Material: Teppichfliesen

Die Teppichfliesen liegen mit der flauschigen Seite nach unten auf dem Boden. Die Kinder probieren auf ihrer Fliese verschiedene Rutschmöglichkeiten aus, z. B.

- auf der Teppichfliese sitzen oder knien und sich mit den Händen und Füßen vorwärts oder rückwärts schieben;
- die Hände auf die Teppichfliese aufstützen und die Fliese über den Boden schieben;
- in der Bauchlage auf der Teppichfliese liegen, sich mit den Händen über den Boden schieben.

Hinweise: Das Rutschen auf und mit den Teppichfliesen gelingt besonders gut bei einem möglichst glatten Boden. Es kann auch mit Vorstellungsbildern wie »Auto fahren«, »Zug fahren« oder »Schlitten fahren« verbunden werden.

Variation: Alle Rutschformen können auch mit einem Partner durchgeführt werden, so kann ein Kind das andere ziehen oder schieben.

Ziele: Förderung der Stützkraft, Krafteinsatz der Arme

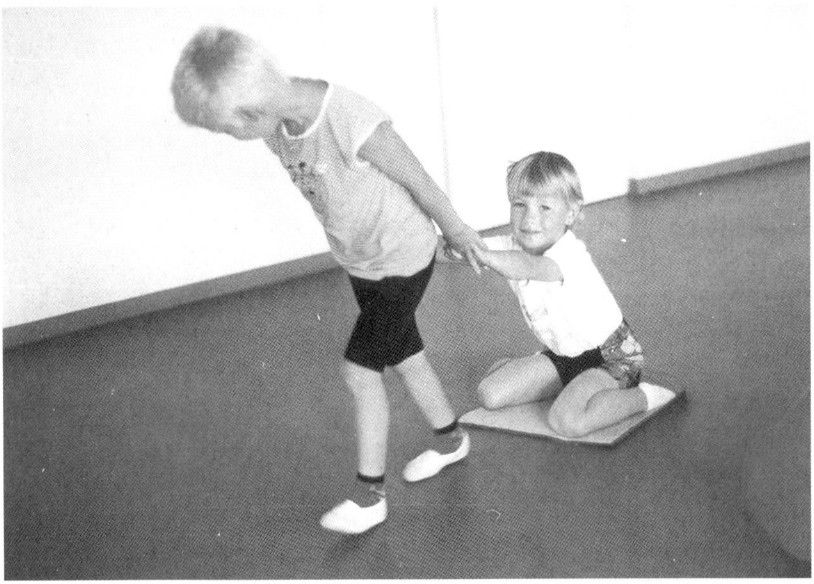

Vom Teppich ziehen

Material: Teppichfliese oder Fußmatte

Zwei Kinder stehen sich auf jeweils einer Teppichfliese gegenüber. Sie versuchen nun, sich gegenseitig von der Fliese zu schubsen oder zu drücken. Dabei dürfen sie sich aber nur an den Armen oder am Oberkörper berühren. Ziehen an der Kleidung oder Sich-in-die-Beine-Treten ist nicht erlaubt. Eventuell gibt es einen Schiedsrichter, der darauf achtet, dass die Regeln eingehalten werden.

Ziele: Körperkraft spüren und dosiert einsetzen, Geregeltes »Kämpfen«, sich mit einem anderen auseinander setzen, Regeln einhalten

Abschleppwagen

Material: Sprungseil, Teppichfliese

Jedes Kind sucht sich einen Partner. Einer setzt sich auf die Teppichfliese (die flauschige Seite liegt nach unten). Er stellt ein Auto dar, das abgeschleppt werden soll. Der Partner hat ein »Abschleppseil« und zieht den sitzenden Partner mit dem Seil durch den Raum. Bei besonders »schweren« Autos (»schwer beladene Lkws«) können zwei oder drei Kinder das Abschleppen übernehmen.

Ziele: Förderung der Armkraft und Kraftausdauer, Kooperationsfähigkeit

Zugseil

Material: Rollbretter, ein dickes Seil oder ein Tau, das quer durch den Raum gespannt wird.

Ein Seil wird in niedriger Höhe quer durch den Raum gespannt. Die Kinder haben Rollbretter und ziehen sich in der Bauchlage am Seil entlang von einer Raumseite zur anderen.

Ziele: Verbesserung der Armkraft, Kraftausdauer, Koordinationsfähigkeit

Schneckenbahn

Material: Turnbänke, mehrere Sandsäckchen oder Kissen

Auf einer Bank veranstalten die »Schnecken« ein Wettrutschen. Welche Schnecke schafft es, sich über die Bank zu ziehen und dabei ihr Schneckenhaus

nicht zu verlieren? (Die Kinder ziehen sich in der Bauchlage über die Bank, auf ihrem Rücken liegt ein Sandsäckchen oder ein Kissen). Die Schnecken, die es geschafft habe, bekommen beim nächsten Durchgang ein zusätzliches Säckchen auf den Rücken gelegt.
Ziele: Förderung der Kraft, Stärkung der Rückenmuskulatur, Koordination

3. Gelenkigkeit und Beweglichkeit entwickeln

Tunnelkriechen

Material: mehrere Stühle, mehrere Tische
Im Gruppenraum werden Tische und Stühle jeweils in einer Reihe hintereinander gestellt. Es entstehen zwei Tunnel, ein schmaler und ein breiter. Die Kinder wählen aus, durch welchen Tunnel sie kriechen wollen. Evtl. kann auch noch ein Schwungtuch über die Tischreihe gelegt werden, damit der Tunnel auch richtig dunkel wird.
Über die Stuhlreihe kann man auch noch hinwegklettern – die Lehne bietet dabei Halt.
Ziele: Beweglichkeit, Gelenkigkeit, Raumwahrnehmung, Körperwahrnehmung

Tigerzirkus

Material: mehrere Gymnastikreifen
Die Hälfte der Kinder hat einen Gymnastikreifen, sie sind die Dompteure in einem Zirkus, in dem ein Tigerauftritt vorbereitet wird. Die anderen Kinder spielen die Tiger. Sie sollen durch die aufrecht gehaltenen Reifen hindurchsteigen. Erschwert wird die Aufgabe, wenn die Reifen über eine Bank gehalten werden und die Tiger nun das Balancieren und das Hindurchsteigen miteinander verbinden müssen.
Der Reifen kann auch über den Boden gerollt werden, einige Tiger versuchen nun, durch den rollenden Reifen hindurch zu steigen. Danach werden die Rollen gewechselt.
Ziele: Beweglichkeit, Koordinationsfähigkeit, Körperwahrnehmung, Übernehmen unterschiedlicher Rollen

Klettergarten

Material: Seile unterschiedlicher Länge

Alle Kletter- und Hangelübungen eignen sich zur vielseitigen Förderung der Muskelkraft und der Beweglichkeit. Mobile Kletterstationen können eingerichtet werden, indem z. B. auf dem Außengelände zwischen zwei Bäumen Seile in unterschiedlichen Höhen gespannt werden.

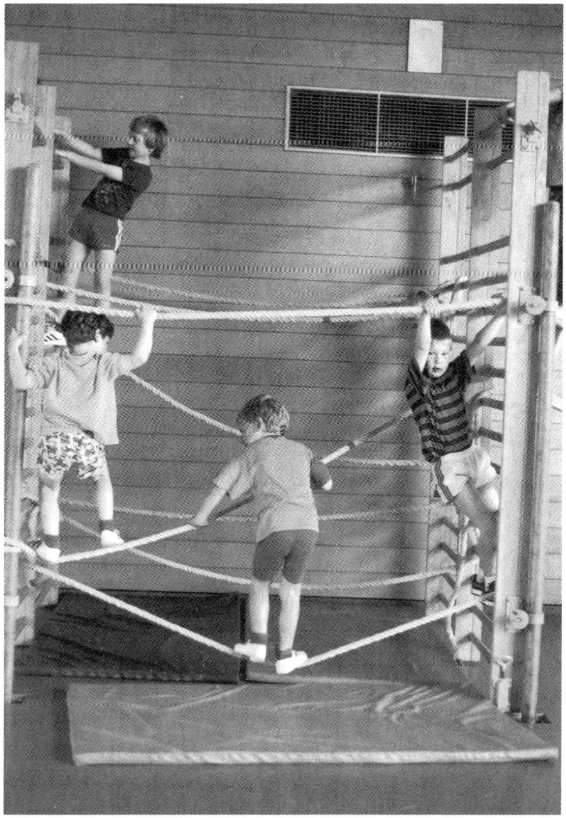

Auch im Bewegungsraum können herausklappbare Sprossenwände durch Seile in unterschiedlichen Höhen miteinander verbunden werden. So entsteht ein »Affenkletterkäfig«, in dem man zwischen den Seilen klettern oder über die tieferen Seile balancieren kann, an den höheren Seilen kann man sich von einer Seite zur anderen hangeln.

Ziele: Koordination, Beweglichkeit, Gleichgewicht, Kraft, Anpassungsvermögen

Fußtransport

Material: mehrere Chiffontücher oder Baumwolltücher, Stifte oder Holzstäbchen, leichte Bohnensäckchen, Reifen.

Schuhe und Strümpfe werden ausgezogen. Jedes Kind hat einen Reifen – er ist sein Haus, in das es möglichst viele der in der Mitte des Raumes liegenden Gegenstände (Tücher, Stifte etc.) bringen soll. Allerdings darf es diese aber nicht mit den Händen anfassen. Für den Transport sind nur die Füße erlaubt, außerdem darf immer nur ein Gegenstand transportiert werden. Schieben ist auch nicht erlaubt, die Gegenstände sollen mit den Zehen aufgegriffen werden. Abschließend wird gezählt, wie viele und wie viele verschiedene Gegenstände jeder Spielteilnehmer in seinem Reifen gesammelt hat.

Ziele: Fußbeweglichkeit, Kräftigung der Fußmuskulatur, Gleichgewicht

Zauberzaun

Material: »Zauberschnur« (dehnbares Gummiband)
Eine Zauberschnur (Gummiseil) wird quer durch den Raum gespannt. Sie wird an Tischbeinen oder Türklinken so befestigt, dass sie an dem einen Ende etwa 20 cm vom Boden entfernt ist, am anderen Ende etwa 100 cm. Die Schnur stellt einen Zaun dar, unter dem die Kinder hindurchkriechen sollen. Dabei sucht sich jeder die Stelle aus, von der er meint, dass sie die richtige Höhe habe, um unter dem Zaun hindurchzukommen, ohne ihn zu berühren.
Achtung: Es handelt sich um einen Zaun mit Zauberkräften: Sobald man ihn berührt, wird man in ein Tier verwandelt, das jetzt nur auf allen Vieren unter dem Zaun hindurchkriechen oder ihn übersteigen kann. Vom Zauber befreit wird man erst, wenn man wieder ohne Berührung unter der Schnur hindurchgekommen ist.
Ziele: Beweglichkeit, Körperwahrnehmung, Koordinationsfähigkeit, Gleichgewicht

4. Geschwindigkeit erleben – sich schnell bewegen

Klebende Zeitung

Material: große Zeitungsblätter
Jedes Kind erhält ein Zeitungsblatt und probiert aus, welche Bewegungsspiele man damit erfinden kann. Wenn man die Zeitung an zwei Ecken mit beiden Händen nimmt, sie über den Kopf hält und ganz schnell läuft, flattert das Zeitungsblatt wie ein Dach über dem Kopf.
Ganz ohne festzuhalten kann man die Zeitung transportieren, wenn man sie vor den Bauch nimmt und dann ganz schnell rennt. Jetzt »klebt« die Zeitung am Bauch, jedenfalls bleibt sie so lange haften, wie man die entsprechende Geschwindigkeit hat.
Ziele: Geschwindigkeit erleben, Ausdauer, Körperwahrnehmung, Materialerfahrung

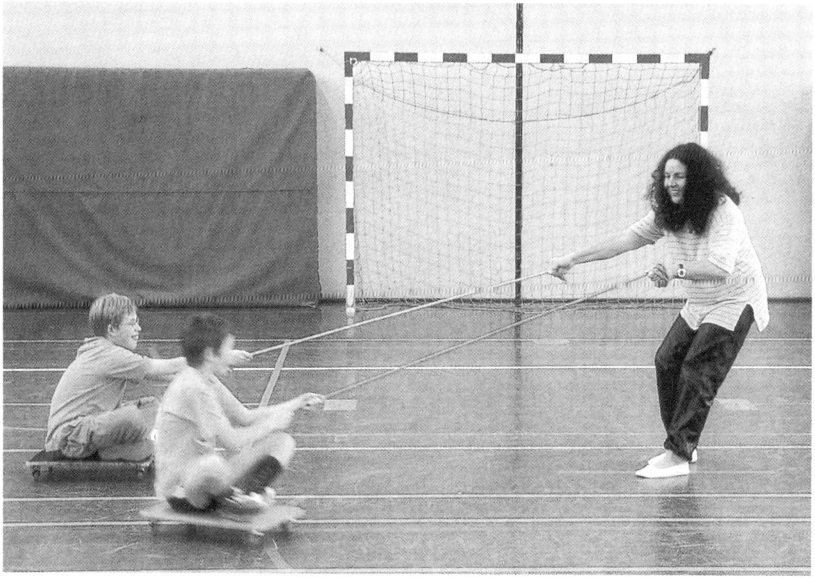

Rollbrettfahren

Material: Rollbretter, ein Seil

Das Fahren auf Rollbrettern bietet eine gute Gelegenheit, Geschwindigkeit zu erleben, sie selbst steuern, sie erhöhen und abbremsen zu können. In einem ausreichend großen Raum kann das auf dem Rollbrett sitzende (oder liegende) Kind an einem Seil im Kreis »geschleudert« werden. Zur Vermeidung von Gefahren sollte dies nur von der Erzieherin übernommen werden.

Ziele: Raum-Lage-Wahrnehmung, Erfahren der Fliehkräfte, Geschwindigkeit erleben und steuern

Rutsche

Material: Sprossenwand, 2 Bänke

An einer Sprossenwand werden zwei gleich lange Bänke eingehängt. Je nach Voraussetzungen der Kinder ist die Rutsche mehr oder weniger steil. Auf einer Unterlage (Teppichfliese) geht das Rutschen noch rasanter.

Damit der »Gegenverkehr« beim Rutschen nicht stört, werden Regeln aufgestellt: Auf der einen Seite der Rutsche darf man hochsteigen, auf der anderen herunterrutschen (oder: Das Hochklettern ist nur über die Sprossenwand möglich, die Rutsche ist eine Einbahnrutsche).
Ziele: Geschwindigkeit erleben und steuern, Körperwahrnehmung, Koordination, Gleichgewicht

Düsenjäger

Material: Chiffontücher
Jedes Kind erhält zwei Chiffontücher. In jeder Hand hält es ein Tuch und läuft damit möglichst schnell durch den Raum. Das Tuch flattert nun in der Luft, je schnell man läuft, um so mehr flattert es.
Ziele: Geschwindigkeit erleben, Raumorientierung, Körperwahrnehmung, Materialerfahrung

Zauberschlangen

Material: Springseile
Die Kinder finden sich zu Paaren zusammen, eines der beiden hat ein Seil. Es hält das Seil an einem Ende in der Hand und bewegt es auf dem Boden ganz schnell hin und her, wie eine Schlange, die sich aufbäumt und sich schnell hin- und herschlängelt. Die Schlange kann besiegt werden, wenn der Spielpartner es schafft, mit dem Fuß darauf zu treten. Dann werden die Rollen gewechselt und der andere Partner bringt die schnelle Schlange in Bewegung.
Ziele: Feinmotorische Schnelligkeit, Reaktionsvermögen, Koordinationsfähigkeit, visuelle Wahrnehmung

5. Bewegungen steuern und koordinieren

Hüpfkästchen

Material: Straßenkreide, Stein oder Sandsäckchen
Aufgabe: Auf der Spielstraße, dem Bürgersteig oder dem Spielplatz wird mit Kreide ein Hinkekästchenspielfeld aufgezeichnet. Ein Stein oder ein Sandsäck-

chen wird in das erste Feld geworfen. Nun darf das Kind, das den Stein oder das Sandsäckchen geworfen hat, über das erste Feld in das zweite springen, dann ins dritte etc. bis zum zwölften Feld. Dann geht es zum Ausgangspunkt zurück, es nimmt den Stein aus dem ersten Feld und wirft ihn in Feld 2. Nun darf es wiederum in Feld 1, dann über das Feld 2 hinweg springen in das Feld 4 bis zum Feld 12. Das wiederholt sich solange, bis der Stein nicht mehr genau in einem Feld landet oder das Kind beim Springen eine Linie der Felder mit den Füßen berührt. Daraufhin kann das nächste Kind zu werfen beginnen. Gewonnen hat das Kind der Gruppe, welches als erstes mit seinem Stein das Feld 12 erreicht hat.
Variation: Auch in einer Turnhalle kann man ein Hüpfkästchenfeld aufzeichnen oder sogar mit rutschfesten Teppichfliesen Spielfelder auslegen. Als Stein wird dann ein Sandsäckchen oder ein Bodensäckchen benutzt.
Ziele: Koordinationsfähigkeit, Verbesserung der Sprungkraft, Raumwahrnehmung, Regeln verstehen und einhalten

Zielwerfen mit Zeitungsbällen

Material: mehrere Zeitungsblätter
Zeitungsblätter werden zu Bällen geformt und mit Klebestreifen leicht umwickelt, damit sie nicht bei jedem Wurf auseinanderfallen. Der Zeitungsball ist leicht und ungefährlich, von ihm getroffen zu werden, tut nicht weh, deswegen können mit ihm gut Abwurfspiele gespielt werden (z. B. Jägerball). Da hier die Zielobjekte aber immer in Bewegung sind und nur schwer abgetroffen werden können, sind feststehende Ziele zum Üben des Werfens besser geeignet. So können z. B. Reifen an die Decke gehängt oder in der Mitte des Raumes ein Korb aufgestellt werden.
Ziele: Auge-Hand-Koordination, Wurfkraft, Visuelle Wahrnehmung, Abstände einschätzen können

Storch und Frösche

Ein Mitspieler wird zum »Storch« ernannt, alle anderen sind »Frösche«.
Aufgabe: Der Storch soll versuchen, die Frösche zu fangen. Die Frösche bewegen sich dabei in der Hocke springend, manche stützen die Hände auf den

Boden auf und springen mit den Füßen nach, andere Frösche springen nur aus der Hocke. Der Storch darf nur auf einem Bein hüpfen und soll so versuchen, einen Frosch zu schnappen. Hat er einen Frosch erreicht, tauschen die beiden Spieler die Rollen, der Frosch wird zum Storch und darf nun die anderen zu fangen versuchen.
Variation: Für die Frösche gibt es ein Freimal (die Frosch-Insel): Ein Reifen liegt auf dem Boden, wenn ein Frosch dieses Freimal erreicht, darf er sich ausruhen. Hier darf niemand vom Storch gefangen werden. Allerdings darf immer nur ein Frosch in diesem Freimal sitzen, sobald ein neuer kommt, muss er das Freimal verlassen.
Ziele: Koordination, Ausdauer, Rollenübernahme, Regeln erkennen und einhalten

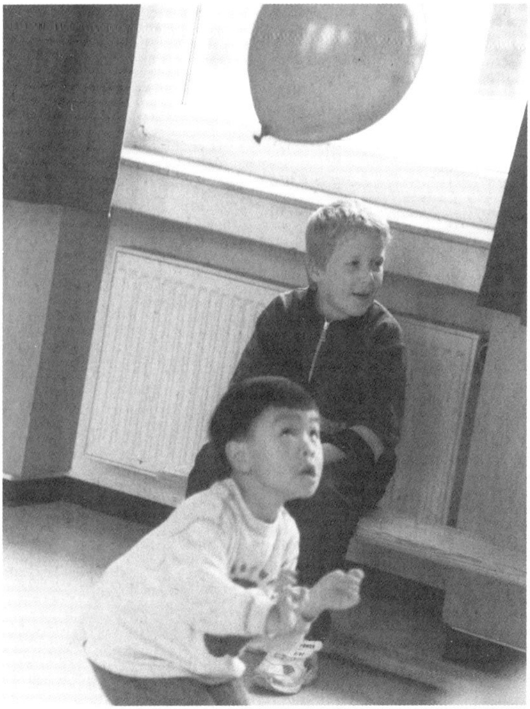

Ballontreiben

Material: Luftballons
Die Luftballons sollen mit verschiedenen Körperteilen in der Luft gehalten werden. Zuerst werden die Kinder hierfür vor allem die Hände einsetzen. Man kann den Ballon aber auch mit dem Kopf, den Fingerspitzen, einem Fuß, dem Arm oder dem Ellenbogen hochspielen. Die Kinder sollen also versuchen, den Ballon ohne Einsatz der Hände von einer Seite des Raumes auf die andere zu treiben.
Variation: Zwei Kinder haben gemeinsam einen Ball und spielen ihn sich gegenseitig zu.
Ziel: Steuerung der Bewegung, Kraftdosierung, Konzentration, visuelle Wahrnehmung

Slalomlauf

Material: viele Papprollen (von Haushaltspapier oder Toilettenpapier)
Die Papprollen werden senkrecht auf den Boden gestellt. Die Kinder laufen im Slalom, in Kurven

und Kreisen um die Papprollen herum und sollen versuchen, dabei keine Rollen umzustoßen.
Beim nächsten Durchgang nehmen sie einen Tennisball hinzu und versuchen, den Ball mit der Hand oder dem Fuß um die Papпröhren herumzurollen.
Abschließend wird der Ball als Fußball und die Pappöhre als Ziel benutzt: Aus welcher Entfernung schaffen es die Kinder, die Röhre umzuschießen? Je weiter sie entfernt stehen, um so schwieriger wird es natürlich, deswegen darf jedes Kind die Entfernung selbst festlegen.
Ziele: Bewegungssteuerung, Zielgenauigkeit der Bewegung, Raumwahrnehmung, Koordination

6. Sich im Raum orientieren

Schatzsuche

Material: Verkehrshütchen (Pylone), einige Sandsäckchen und Chiffontücher
Im Bewegungsraum verteilt werden Hütchen aufgestellt, unter denen sich kleine »Schätze« befinden (Sandsäckchen, Chiffontücher etc.). Die Kinder sind Schatzsucher, sie werden in zwei Gruppen aufgeteilt, jede Gruppe soll versuchen, so viele Schätze wie möglich zu finden und in ihre Ecke zu bringen. Es darf aber immer nur ein Schatz zu den Ecken transportiert werden, in denen für die Gruppe Matten zurechtgelegt sind.
Variation: Unter den Hütchen können Gegenstände in verschiedenen Farben liegen, diese Farben müssen in entsprechende Farbkisten transportiert werden.
Ziele: Orientierung im Raum, Ausdauer, Regeln einhalten, Raumwahrnehmung

Pfützen springen

Material: Zeitungsblätter in verschiedenen Größen
Die Zeitungen liegen im Raum verteilt auf dem Boden. Sie stellen Pfützen dar, über die die Kinder hinwegspringen sollen. Mit welchen Sprüngen lassen sich die Zeitungen überwinden (beidbeinig, einbeinig, im Schritt-Sprung oder mit Aufstützen der Hände hinter der Zeitung)?

Bei einem Pfützenspring-Durchgang sollen möglicht alle Pfützen übersprungen werden.
Ziele: Sprungkraft, Entfernungen einschätzen, Koordinationsfähigkeit, Raumorientierung, Raumwege finden

Brücken bauen

Material: Holzlatten, Holzstücke, Seile
Mit den Holzlatten sollen Brücken über einen »See« (der Bewegungsraum) gebaut werden. An welcher Stelle muss die Brücke sehr lang sein, wo könnte man die kürzeste Brücke bauen und doch von einer Seite zur anderen gelangen? Dann gibt es auch Brückenkreuzungen, Kurven, breite und schmale Stege. Welches Material eignet sich, um Lücken zwischen den Brücken zu füllen (Seile, die zum Verbinden der Brücken ausgelegt werden).
Ziele: Raumorientierung, Gleichgewicht, Absprachen treffen, Größenwahrnehmung

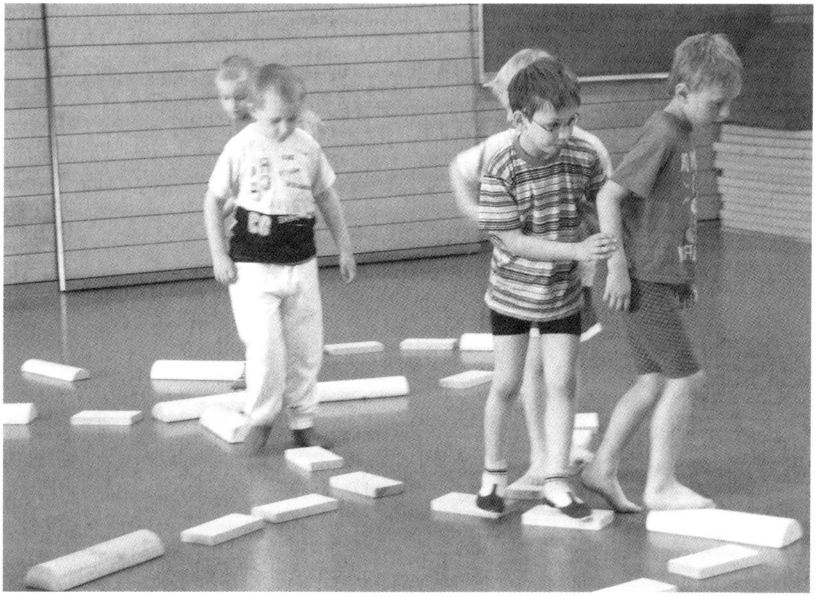

Wo ist mein Stuhl?

Material: Stühle

Die Stühle stehen in einem großen Kreis. Jedes Kind setzt sich auf einen Stuhl und merkt sich, an welchem Ort dieser Stuhl steht (nah an der Tür, am Fenster, auf einer Bodenmarkierung ...) Nun gehen alle Kinder im Kreis außen um die Stühle herum. Auf ein Signal der Erzieherin (Klatschen o. Ä.) versucht jeder, seinen Stuhl wiederzufinden. Bei diesem Spiel kann auch ein Kind die Rolle des Spielleiters übernehmen. (Falls nicht alle Stühle gleich aussehen, kann auch das Äußere des Stuhls eine Hilfe beim Wiederfinden sein.)

Ziele: Raumorientierung, visuelles Gedächtnis, Reaktionsfähigkeit

Nachtfahrt

Material: große Matte, mehrere Rollbretter

Die Matte wird auf die Rollbretter gelegt; es entsteht ein großer Bus, auf dem mehrere Kinder eine Reise machen. Die Erzieherin (und ein bis zwei Kinder als Helfer) schieben den Bus durch den Raum. Nun wird vereinbart, an welcher Stelle des Raumes sich eine bestimmte Stadt befindet, zu der der Bus fährt: An der Tür ist z. B. »Türhausen«, am Fenster liegt »Fensterstadt«, an der Sprossenwand ist »Leiterburg«. Die Kinder finden entsprechende Ortsnamen.

Zuerst fährt der Bus am Tag (Augen sind geöffnet) zu den einzelnen Städten, die die Kinder benennen. Dann wird es Nacht. Die Fahrgäste können nichts mehr sehen (sie haben die Augen geschlossen). Finden sie nun am Fahrweg des Busses heraus, in welcher Stadt sie angekommen sind?

Ziele: Raumorientierung, Merkfähigkeit, Konzentration

7. Die Balance halten

Sumpf überqueren

Material: Bierdeckel, Sandsäckchen oder Kissen

Jedes Kind hat zwei Bierdecke und ein Kissen oder ein Sandsäcken. Das ist seine Ausrüstung, um einen Sumpf zu überqueren. Niemals darf man auf den Boden treten, sonst sinkt man in den Sumpf ein! Mit den Bierdeckeln und den

Kissen kann man sich aber kleine Rettungsinseln bauen, über die man balancieren kann oder auf denen man sich ausruhen kann.
Ziele: Gleichgewicht, Raumwahrnehmung, Regeln einhalten, Entfernungen abschätzen

Gegenverkehr

Material: Zwei Langbänke, Sandsäckchen
Zwei Kinder gehen gleichzeitig in entgegengesetzter Richtung über die Bank, so dass sie sich in der e treffen. Sie sollen nun versuchen, aneinander vorbeizugehen, ohne absteigen zu müssen.

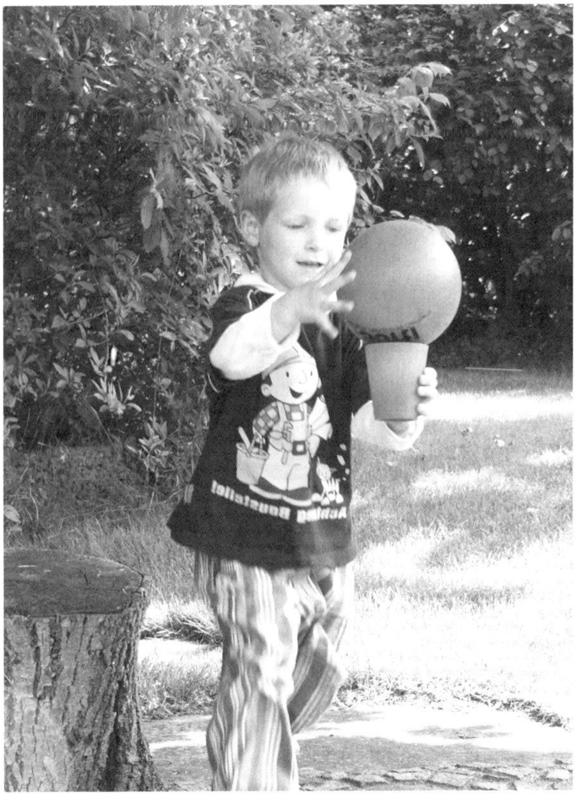

Zur Erleichterung können auch zwei Bänke nebeneinandergestellt werden. Dann kann man bei Gegenverkehr auf die zweite Spur wechseln. Zur Erschwerung können die Kinder mit Hut (Sandsäckchen auf den Kopf legen) zu balancieren versuchen. Natürlich soll man seinen Hut auf der Bank nicht verlieren.
Ziele: Gleichgewicht, Koordination, Sozialerfahrung, Problemlösevermögen

Heiße Klöße

Material: Joghurtbecher, Tennisbälle
Die Tennisbälle sind heiße Klöße, die ein Oberkellner zu einem Gast bringen soll. Als Tablett für den Transport dient ein Joghurtbecher. Auf dem Weg zu seinem Ziel muss der Oberkellner aber einige Hindernisse übersteigen. Schafft er es, den heißen Kloß dabei nicht zu verlieren?
Ziele: Objektgleichgewicht, dynamisches Gleichgewicht, Problemlösevermögen, Körperwahrnehmung, Konzentration

Wackelbalken

Material: Rundholz oder stabiles Plastikrohr, ein langes stabiles Holzbrett
Das Holzbrett wird über das Rundholz (oder das Plastikrohr) gelegt. Es entsteht eine Wippe, auf der ein Kind alleine versuchen kann. das Gleichgewicht zu halten (sich seitlich auf das Brett stellen, so dass ein Bein vor dem Mittelpunkt und das andere dahinter steht); es können aber auch zwei Kinder gleichzeitig wippen: dabei steht jeder auf einem Ende des Brettes.
Ziele: Gleichgewicht, Körperwahrnehmung, Materialerfahrung

Bohnermaschinen

Material: Staubtücher, Wischtücher oder Teppichfliesen
Jedes Kind erhält zwei Staubtücher (oder Teppichfliesen, die mit der flauschigen Seite nach unten liegen). Auf ihnen stehend können sie durch den Raum schlittern. Dabei spielen sie Bohnermaschinen, die den Boden säubern und zum Glänzen bringen sollen. Es können auch zwei Bohnermaschinen zusammenkommen und zu zweit auf drei Fliesen rutschen (mit zwei Füßen auf der mittleren Fliese mit jeweils einem Fuß auf den äußeren Fliesen stehen).
Ziele: Gleichgewicht, Koordination, Materialerfahrung, Partneranpassung

8. Schnell reagieren – auf Signale achten

Hase im Kohlfeld

Material: Keines
Die Kinder setzen sich im Raum verteilt auf den Boden. Ein Kind spielt einen Hasen, der von einem Jäger gejagt wird. Schutz kann er sich hinter den Kohlköpfen, die auf dem Feld wachsen, suchen. Sobald der Hase sich hinter einen Kohlkopf auf den Boden setzt, wird dieser verwandelt, er ist nun der neue Jäger, der alte Jäger wird in einen Hasen verwandelt und muss nun ganz schnell das Weite suchen. Erwischt der Jäger den Hasen, bevor er sich hinter einem Kohlkopf verstecken kann, werden die Rollen gewechselt.
Hinweis: Bei diesem Spiel sind zwar nur einige Kinder beim Laufen beteiligt, alle anderen müssen aber sehr genau aufpassen, da der Hase sich ja schnell

einen Kohlkopf aussucht, dieser muss sich also immer in der wachen Startposition befinden.
Ziele: Reaktionsfähigkeit, Ausdauer, Rollenwechsel, Regeln verstehen und einhalten, Raumorientierung

Feueralarm

Material: Reifen, Kartons oder andere Behältnisse, Trommel oder Tamburin
Jedes Kind hat einen Reifen oder einen Karton, den er im Raum aufstellt. Das Gerät stellt sein Haus dar, in das es bei Gefahr flieht. Nun machen alle Hausbesitzer einen Ausflug, sie laufen um alle anderen Häuser herum, so lange bis es plötzlichen einen lauten Donner (Trommeln auf dem Tamburin) gibt, das heißt: Ein Gewitter ist im Anzug und alle retten sich ganz schnell in ihr Haus.
Variation: Bei jedem Gewitter brennt ein Haus ab, beim nächsten großen Donner müssen sich deswegen die Kinder, die keinen Reifen oder keinen Karton mehr haben, zu jemand anderem setzen.
Ziele: Reaktionsvermögen, Raumorientierung, Ausdauer, Regelbewusstsein, Sozialerfahrung

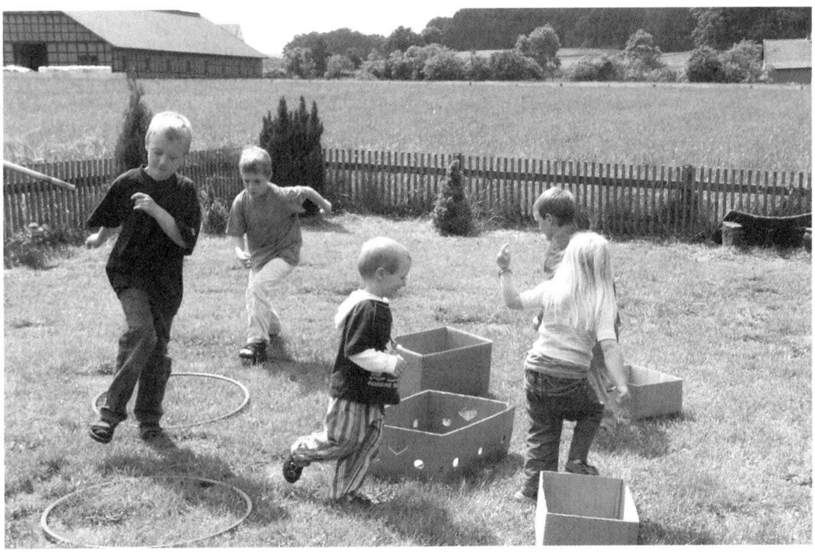

Kreisendes Seil

Material: ein Seil, ein Tennisring oder ein Schuh

Die Erzieherin befestigt an einem Ende des Seils einen mittelschweren Gegenstand (z. B. einen Gummiring oder einen Hausschuh). Sie lässt das Seil flach über den Boden kreisen, dreht sich dabei selbst mit im Kreis. Die Kinder stehen auf der Kreislinie um sie herum, jedes Mal wenn das Seil auf sie zukommt springen sie hoch und versuchen es zu überqueren, ohne das Seil zu berühren.

Hinweis: Das Spiel sollte in einer kleineren Gruppe durchgeführt werden (höchstens sechs Kinder), damit es nicht zu oft unterbrochen wird, wenn ein Kind das Seil berührt.

Ziele: Reaktion, Sprungkraft, Koordinationsfähigkeit

Familie Maier

Material: keines

Die Kinder werden in verschiedene Gruppen eingeteilt: Sie gören alle zur Familie Maier, haben aber verschiedene Rollen: sie sind Kind Maier, Frau Maier, Herr Maier, Oma Maier, Opa Maier, Hund Maier etc. Alle Spielteilnehmer sitzen in der Mitte des Raumes. Die Erzieherin erzählt, dass Familie Maier einen Ausflug machen will und dafür einige Dinge vorbereiten muss:

- Frau Meier kauft Bötchen ein.
- Opa Meier packt die Koffer.
- Kind Maier sucht die Spielsachen ...

Diejenigen Kinder, die zur entsprechenden Gruppe gehören, laufen nun eine Runde um alle herum und setzen sich wieder an ihren Platz.

Hinweis: Zur Unterscheidung der Gruppe kann es hilfreich sein, wenn jede Gruppe durch ein Farbsignal gekennzeichnet ist, z. B. durch Tücher oder durch Wäscheklammern in einer Farbe. Ansonsten ist es auch für die Kinder schwer zu erkennen, ob sie wirklich in der richtigen Gruppe mitlaufen.

Namenball

Material: Ball aus weichem Material (Softball, Stoffball)

Die Kinder stehen im Kreis, in der Mitte befindet sich ein Kind. Es wirft den Ball in die Luft und ruft dabei den Namen eines Kindes aus der Gruppe. Dieses soll

nun den Ball auffangen, danach darf es den Ball wieder hochwerfen und einen neuen Namen nennen. Wenn das Auffangen noch zu schwierig ist, kann der Ball auch auf den Boden fallen gelassen und dann erst aufgefangen werden.
Ziele: Reaktionsfähigkeit, Namensgedächtnis, Auge – Hand – Koordination, Konzentration

9. Etwas bewirken, die eigene Handlung als Ursache eines Effektes erleben

Dosenwerfen

Material: Dosen oder Plastikflaschen, Bälle in verschiedenen Größen
Das beliebte Jahrmarktspiel kann in etwas veränderter Form auch in die Bewegungsspiele aufgenommen werden. Mehrere Dosen oder Flaschen werden auf einem Kasten aufgebaut. Vor dem Kasten wird mit einem Seil ein Mindestabstand markiert, hinter dem die Dosenwerfer bleiben müssen.
Jedes Kind erhält mehre Bälle, damit es so oft wie möglich versuchen kann, die Dosen abzutreffen. Aufgebaut werden die Dosen erst, wenn alle abgetroffen worden sind, dann erfolgt auch eine Wurfpause – bis zum nächsten Durchgang.
Ziele: Etwas bewirken, Auge-Hand-Koordination, visuelle Wahrnehmung, Konzentration

Zielwerfen

Material: lange Schnur, Zeitungen, Tennisbälle
Quer durch den Raum wird eine Schnur gespannt. Über diese Schnur werden verschiedene Zeitungsblätter gehängt (sie können auch mit einer Wäscheklammer an der Schnur befestigt werden). Die Kinder haben Bälle (Tennisbälle, Softbälle),mit denen sie aus selbst gewählter Entfernung die Zeitungen treffen können. Vielleicht gelingt es ihnen sogar, mit dem Ball ein Loch durch die Zeitung zu werfen.
Ziele: Selbstwirksamkeit erfahren, Bewegungssteuerung, Auge-Hand-Koordination, Wurfkraft

Zeitungsmauern

Material: Zeitungen

Die Erzieherin und ein Kind (oder zwei Kinder) knien auf dem Boden und halten eine Zeitung an den äußeren Enden gespannt aufrecht hoch. Die Kinder stehen im Abstand von etwa 5 m und versuchen nun der Reihe nach, mit Anlauf durch die Zeitung zu rennen, so dass die Zeitung reißt.

Variation: Mehr Geschwindigkeit und Kraft hat man mit einem Rollbrett. Auch hiermit kann man versuchen, die Zeitungsmauer zu durchfahren.

Hinweis: Wenn das Zeitungsblatt in der Mitte des unteren Randes ein wenig eingerissen wird (»Sollbruchstelle«), ist der Reiß-Effekt größer. Das Blatt reißt dann wirklich in der Mitte durch; ansonsten wird es den Zeitungshaltern oft einfach aus der Hand gerissen.

Ziele: Selbstwirksamkeit erfahren, Widerstand erfahren und überwinden, Bewegungen steuern

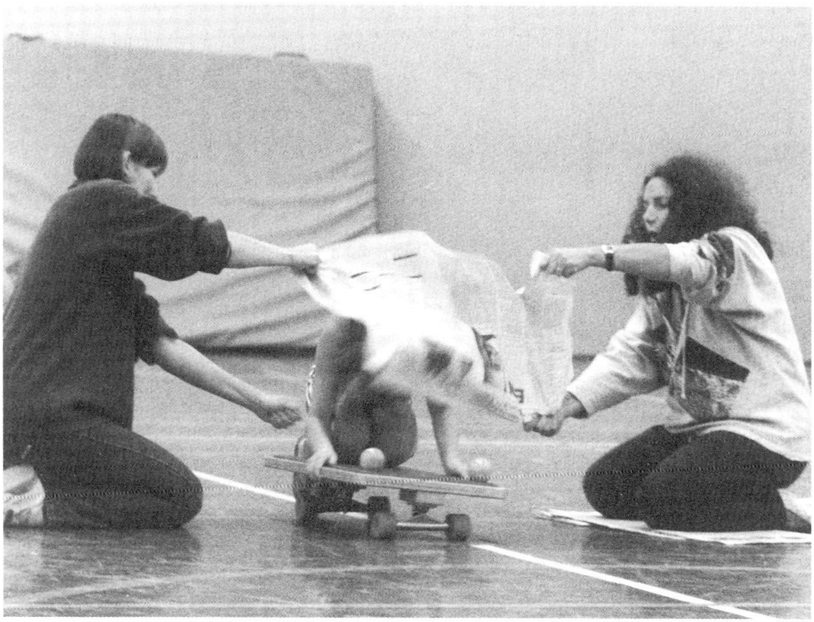

Ballonhockey

Material: Zeitungsstäbe, Luftballons, Kartons

Mehrere Zeitungsblätter werden übereinander gelegt und zu Stäben gerollt. Sie stellen Hockeyschläger dar, mit denen ein Luftballon über den Boden gerollt werden kann. An mehreren Stellen im Raum befindet sich ein aufrecht stehender Karton. Er dient als Tor, in das die Ballons getrieben werden.

Ziele: Etwas bewirken, über Bewegung einen Effekt erzielen, Koordination, Raumwahrnehmung

Kullerbahnen

Material: Leerrohre (Reststücke von Drainagerohren oder Elektrolehrrohren), kleine Bälle und Holzkugeln

Die Rohre werden im Raum oder auf dem Außenspielgelände so angebracht, dass sie mit einem Ende erhöht sind, mit dem anderen Ende auf dem Boden aufliegen. In die obere Öffnung können nun Bälle oder Holzkugeln gelegt werden, sie verschwinden im Rohr und kommen an der anderen Seite wieder heraus. Interessant wird es, wenn die Rohre sehr lang sind oder wenn sich sogar mehrere Rohr kreuzen, so dass man rätseln muss, wo die Kugel wieder zum Vorschein kommt.

Ziele: Etwas bewirken, Handlungsstrategien entwickeln, auditive Wahrnehmung

10. Entspannung erleben – Ruhe genießen

Den Atem spüren

Material: Matten oder Decken als Unterlagen, Sandsäckchen, kleinere Kuscheltiere, evtl. Musik als Begleitung

Die Kinder suchen sich einen Platz am Boden und legen sich auf den Rücken (auf eine Matte oder eine Decke). Jedes Kind erhält ein Sandsäckchen und legt es sich auf die Brust. Die Kinder sollen nun bewusst auf ihren Atem achten: »Atme tief durch die Nase ein und verfolge, wohin die Luft strömt. Man kann die Luft in der Brust spüren, man kann aber auch ganz tief in den Bauch ein-

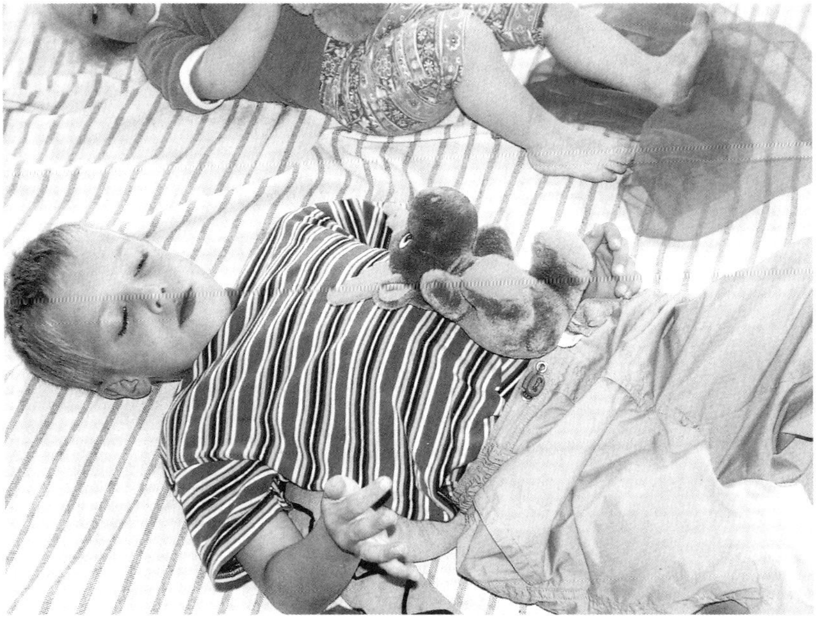

atmen. Nun beobachte das Sandsäckchen auf deiner Brust. Es bewegt sich nach oben, wenn du einatmest, und sinkt wieder herunter, wenn du ausatmest«. Anschließend wird das Sandsäckchen auf den Bauch gelegt. Auch hier wird durch tiefe Ein- und Ausatmung auf- und ab bewegt.
Variation: Anstatt des Sandsäckchens kann auch ein Kuscheltier verwendet werden: »Schaut euch das Kuscheltier genau an, wie es sich auf- und abbewegt, wenn ihr atmet. Legt es dabei mal auf den Bauch, mal auf die Brust«.
Ziele: Atmung wahrnehmen, Ruhe, Entspannung, Körperwahrnehmung

Autopolierstation

Material: Rollbretter, ein aus Bänken und Matten gebauter Tunnel, für die Polierstation: zwei Tennisbälle
Die Kinder fahren auf Rollbrettern durch den Raum. Im Raum gibt es Hindernisse (kleine Kästen, Pylone etc.), um die sie herum- oder unter denen sie hindurchfahren können. In der Mitte des Raumes ist ein Tunnel aufgebaut (zwei

Bänke, oder zwei kleine Kästen, zwischen denen eine Matte eingeklemmt wird.) Am Ende eines Tunnels befindet sich die »Polierstation« einer Autowaschanlage. Die Autofahrer können hier ihr Auto polieren lassen. Sie werden mit zwei Tennisbällen von der Erzieherin (evtl. auch von deren Kindern) blank poliert (Tennisbälle auf dem Rücken rollen). Jeder Autofahrer darf auswählen, ob er das »Sparprogramm«, das »Normalprogramm« oder das »Superprogramm« möchte. Entsprechend lang und intensiv fällt die Autopolitur aus.

Hinweise: Jeder Autofahrer entscheidet selbst, ob sein Auto in die Waschanlage fährt. Er kann auch erst einmal ein Kurzprogramm wählen, um auszuprobieren, ob ihm das Polieren gefällt. Das Polieren der Autos ist eine Ruhephase während des meist sehr bewegungsintensiven Rollbrettfahrens. Es lässt die Kinder die wohltuende Wirkung einer Massage spüren, diese wird aber in ein für Kinder verständliches und akzeptables Thema eingebunden.
Ziele: Entspannung, taktile Wahrnehmung, Tiefensensibilität, Sozialerfahrung

Zeitungsdecken

Material: Viele Zeitungsblätter
Ein Kind liegt auf dem Rücken auf den Boden und wird von einem anderen mit Zeitungspapier vorsichtig zugedeckt. Abschließend kann es selbst bestimmen, ob es mit einem Ruck alle Zeitungen abschütteln will, oder ob es langsam von seinem Partner wieder abgedeckt werden soll.
Ziele: Zur Ruhe kommen, Entspannung, Körperwahrnehmung

Tastquiz

Material: Kissenbezug, kleinere Gegenstände, die jeweils zweifach vorhanden sind (Löffel, Kämme, Holzkugeln, Wäscheklammern etc.)
Die Gruppe sitzt im Kreis; ein Kissenbezug, in dem sich die eine Hälfte der Gegenstände befindet, wird herumgegeben. Die andere Hälfte liegt offen sichtbar in einem Korb. Jedes Kind nimmt sich nun aus dem Korb einen Gegenstand und soll durch Ertasten den Partner in dem Kissenbezug herauszufinden versuchen. Wenn es ihn gefunden hat, wird der Kissenbezug weitergegeben.
Ziele: Konzentration, Ruhe finden, taktile Wahrnehmung

Spielerische Massage

Material: Tennisbälle, Federn, Chiffontücher, Decken als Unterlage
Die Kinder gehen zu kleinen Gruppen zusammen (mindestens zwei, höchstens vier). Ein Kind legt sich auf eine Decke, die anderen lassen einen Tennisball über seinen Rücken rollen, streicheln ihn mit einer Feder oder berühren ihn sanft mit einem Chiffontuch. Leise Hintergrundmusik kann die Entspannung unterstützen, sie überdeckt außerdem mögliche störende Geräusche von außen. Beim Rollenwechsel kann kurz besprochen werden, welche Berührungen als angenehm oder als weniger angenehm empfunden wurden.
Ziele: Entspannung, Ruhe finden, taktile Wahrnehmung, Einfühlungsvermögen

7. Serviceteil

Adressen von Psychomotorikvereinen und Selbsthilfegruppen

Im Folgenden finden sich Anschriften von Fördervereinen und Initiativen, die sich die psychomotorische Förderung von Kindern zum Ziel gesetzt haben. Diese Liste erhebt keinen Anspruch auf Vollständigkeit, sondern basiert auf den Angaben, die die Vereine selbst gemacht haben. Die Anschriften sind nach Postleitzahlen geordnet, so dass Interessierte die Angebote in ihrer Region schnell finden können.

PLZ 00000 ...

Zappelphilipp e. V., Verein zur bewegungspädagogische Förderung hyperaktiver Kinder, Herr Harter, Dürerstr. 88, 01307 Dresden
Tel.: 03 51/44 79 615 oder Tel. 03 51/44 79 631

Psychomotorikverein »Zappelhase« e.V., c/o Christine Standtke, Albert-Einstein-Str. 24, 02977 Hoyerswerda
Tel.: 0 35 71/91 38 81

PLZ 10000 ...

ADS e.V. Gruppe Berlin, c/o SEKIS, Albrecht-Achilles-Str. 65, 10709 Berlin
Tel.: 030/6 13 47 50

PLZ 20000 ...

Bewegungskindertagesstätte im SV Lurup von 1923 e.V, Böverstland 38, 22547 Hamburg
Homepage: www.begalu.de, Mail: begalu@gmx.de
Tel.: 040/84 77 94

Verein Psychomotorische Erziehung e.V. Schleswig-Holstein, c/o Petra Schönian, Sandblek 3, 24111 Kiel
Tel.: 04 31/69 75 11

Verein Psychomotorische Erziehung e.V. Schleswig-Holstein,
c/o Cornelia Schlick, Ginsterweg 2, 24536 Neumünster
Tel.: 0 43 21 / 3 26 83

Eltern-Kind-Bewegungsspaß e.V, Osterholzer Heerstr. 212, 28325 Bremen
Mail: gesundheit@t-online.de
Tel.: 04 21 / 40 17 80 oder 04 21 / 42 62 12

EPSYMO, Elternverein für Psychomotorische Entwicklungsförderung e.V.,
c/o Maren Maetze, Haus der Zukunft, Lüssumer Heide 6, 28777 Bremen
Mail: epsymo@t-online.de
Tel.: 04 21 / 6 09 98 40, Fax: 04 21 / 6 09 50 53

PLZ 30000 ...

Bewegen, Spielen und Lernen e.V., Psychomotorische Förderstelle,
Berger Heide 9, 32049 Herford
Tel.: 0 52 21 / 8 26 66

Bewegen, Spielen und Lernen e.V., Psychomotorische Förderstelle,
Jöllenbecker Str. 40, 33613 Bielefeld
Tel.: 05 21 / 6 05 33

Bewegen-Spielen-Lernen, Verein für psychomotorische Entwicklungsförderung e.V, Frankfurter Str. 92., 34121 Kassel
Mail: b-s-l@t-online.de
Tel.: 05 61 / 2 62 65, Fax: 05 61 / 28 89 450

Verein zur Bewegungsförderung und Psychomotorik e.V.,
Barfüßerstr. 1, 35037 Marburg
Tel.: 0 64 21 / 28 23 935

1. Integrativer Sportverein Göttingen e.V., Postfach 2303, 37013 Göttingen
Tel.: 05 51 / 77 09 363, Fax: 05 51 / 77 09 364

Verein für Psychomotorische Entwicklungsförderung e.V., Therapeutische Förderung und begleitende Beratung / pädagogische Angebote,
Domplatz 4, 38100 Braunschweig
Tel.: 05 31 / 40 02 55, Fax: 05 31 / 40 02 26

PLZ 40000 ...

VGS Ratingen e.V, Amalienstr. 9., 40472 Düsseldorf
Homepage: www.vgs-d.de, Mail: mail@vgs-d.de
Tel.: 02 11 / 90 43 270

VGS Düsseldorf/Ratingen e.V., Kasernenstr. 61, 40213 Düsseldorf
Homepage: www.vgs-d.de, Mail: mail@vgs-d.de
Tel.: 02 11/82 25 523, Fax: 02 11/82 25 741

Zentrum für Psychomotorik, Hunboldtstr. 45, 44137 Dortmund
Homepage: www.psychomotorik-do.de, Mail: info@psychomotorik-do.de
Tel.: 02 31/14 36 15 oder 16, Fax: 02 31/16 46 37

Bewegungsambulatorium an der Universität Dortmund e.V.
Otto-Hahn-Str. 3, 44227 Dortmund,
Tel.: 02 31/755-41 58, Fax: 02 31/755-44 87

Verein zur Bewegungsförderung / Psychomotorik im Kreis Borken e.V.,
Ahauserstr. 14, 46325 Borken
Homepage: www.ksb-borken.de, Mail: ksb.borken@t-online.de
Tel.: 0 28 61/98 05 831, Fax: 0 28 61/98 05 899

Verein für Mototherapie und Psychomotorische Entwicklungsförderung e.V.
Gasselstiege 13, 48159 Münster
Tel.: 02 51/29 56 40

Psychomotorische Entwicklungsförderung, Fachgebiet Sport/
Sportwissenschaft, Prof. Dr. Renate Zimmer, Universität Osnabrück,
Jahnstr. 41, 49069 Osnabrück
Tel.: 05 41/969-44 54 oder 05 41/969-42 95, Fax: 05 41/969-43 69

Verein zur Förderung von bewegungsauffälligen Kindern und Jugendlichen e. V.,
Im Winkel 12, 49434 Neuenkirchen / Vörden
Homepage: www.psychomotorikverein.de
Tel.: 0 54 93 / 14 56

PLZ 50000 ...

Verein zur Förderung von Kindern und Jugendlichen mit Teilleistungs-
störungen (MCD/HKS) e. V., Wendelinstr. 64, 50933 Köln
Homepage: www.koelner-therapiezentrum.de
Tel.: 02 21/49 11-400, Fax: 02 21/49 11-464

Förderverein Psychomotorik e.V., Wernher-von-Braun-Str. 3, 53113 Bonn
Homepage: www.psychomotorik-bonn.de,
Mail: info@psychomotorik-bonn.de
Tel.: 02 28 / 24 33 94-0, Fax: 02 28/24 33 94-22

JUVEMUS e.V., Vereinigung zur Förderung von Kindern und Erwachsenen mit Teilleistungsschwächen Koblenz / Rheinland Pfalz,
Obergraben 25, 56567 Neuwied
Homepage: www.juvemus.de, Mail: info@juvemus.de
Tel.: 0 26 31 / 54 64 1

MOVERE
Verein für psychomotorische Entwicklungsförderung e.V.,
Ursulastr. 21, 59069 Hamm
Mail: movere.hamm@web.de
Tel.: 0 23 81 / 58 05 00, Fax : 0 23 81 / 57 10 5

Ambulanz der Fachabteilung für Klinische Psychomotorische Therapie im westfälischen Institut für Kinder- und Jugendpsychiatrie, Psychotherapie und Heilpädagogik Hamm, Heithofer Allee 64, 59071 Hamm
Tel.: 0 23 81 / 89 32 38

PLZ 60000 …

Verein zur Förderung wahrnehmungsgestörter Kinder e. V., Kinderzentrum für Wahrnehmungsstörungen, Frau Rohde-Köttenwesch,
Ben-Gurion-Ring 161, 60437 Frankfurt
Tel.: 0 69 / 95 43 18-0, Fax: 0 69 / 95 43 18-17

Pädagogische Praxis, »Spiel- und Bewegungskarussell e.V.«,
c/o Susanne Lamaye, Sandweg 10, 63225 Langen
Homepage: www.spielundbewegungskarussell.de,
Mail: kontakt@spielundbewegungskarussell.de
Tel.: 0 61 03 / 92 91 72

FIPS, Förderung in Psychomotorik, Kindersport Wiesbaden e.V.,
Willy-Brandt-Allee 8, 65197 Wiesbaden
Tel.: 06 11 / 84 19 07

Balance und Bewegung Regina Schaab,
Beratungsstelle für Kinder / psychomotorische Förderung,
Alter Orler Weg 2, 65232 Taunusstein-Wehen
Tel.: 0 61 28 / 8 42 91

Balance und Bewegung Regina Schaab,
Beratungsstelle für Kinder / psychomotorische Förderung,
An der Weißburg 1, 65385 Rüdesheim
Tel./Fax: 0 67 22 / 40 63 48

PLZ 70000 …

Verein zur Bewegungsförderung e.V. (Psychomotorik),
Weißdornweg 61, 76149 Karlsruhe
Homepage: www.psychomotorik-ka.de
Tel.: 07 21/75 49 72, Fax: 07 21/75 69 883

Verein zur Bewegungsförderung – Psychomotorik e.V.,
Schlettstadter Str. 44a, 76829 Landau
Tel.: 0 63 41/93 00 26 oder 0 72 72/7 56 09

PLZ 90000 …

»Sterntaler«, Verein zur Förderung begabter Kinder und Jugendlicher mit sensomotorischen Störungen e.V., Abenberger Str. 12, 90451 Nürnberg
Homepage: www.sterntalerverein.de, Mail: info@sterntalerverein.de
Tel.: 09 51/50 97 37, Fax: 09 51/50 97 38

Bundesverband Aufmerksamkeitsstörung/Hyperaktivität e.V.,
Postfach 60, 91291 Forchheim
Homepage: www.bvah.de, Mail: info@bv-ah.de
Tel.: 0 91 91/70 42 60, Fax: 0 91 91/34 87 4

Familiensportclub Würzburg e.V., Universität Würzburg, Institut für Sportwissenschaft, Judenbühlweg 11,97082 Würzburg
Tel.: 09 31/888-65 07, Fax: 09 31/888-65 05

Verein für Körper- und Mehrfachbehinderte e. V.,
Bernerstr. 10, 97084 Würzburg-Heuchelhof
Tel.: 09 31/66 75-350, Fax: 09 31/66 13 55

Österreich

Aktionskreis Motopädagogik Österreich (AKM-Ö),
Geymüllergasse 4–6/5, A-1180 Wien
Tel.:/Fax: 0043/1/47 88 628

Adressen von Adipositas-Therapieeinrichtungen

Die folgenden Institutionen und Initiativen (nach Postleitzahlen geordnet) bieten eine Adipositasschulung für Kinder, aufbauend auf den drei Säulen »Ernährung – Bewegung – Psychologische Beratung« an.

PLZ 00000 ...

KIDS Dresden, Universitätsklinikum Carl-Gustav Carus, Klinik und Poliklinik für Kinder- und Jugendmedizin, Fetscherstr. 74, 01307 Dresden
Tel.: 0351/4582345

Reha-Klinik am Kyffhäuser für Kinder und Jugendliche,
An der Wipper 13–17, 06567 Bad Frankenhausen
Tel.: 03467/16630

PLZ 10000 ...

Mops fidel, Paritätisches Sozialpädiatrisches Zentrum des Pädiatrischen Krankenhauses Lichtenberg, Gotlindestr. 2–20, 10365 Berlin
Tel.: 030/55185245

Fit-Kids, Parkklinik Weißensee, Schönstr. 80, 13086 Berlin
Tel.: 030/9628-4201

Kinder und Jugendarztpraxis Augustin, Trebbiner Str. 23, 15831 Mahlow
Tel.: 03379/372521

Klinikum Uckermark, Auguststr. 23, 16303 Schwedt/O.
Tel.: 03332/532370

Klinik für Kinder und Jugendmedizin, Soldtmannstr. 15, 17487 Greifswald
Tel.: 03834/866910

PLZ 20000 ...

Moby Dick, Präventionszentrum Dr. Christiane Petersen,
Lilienstr. 36, 20095 Hamburg
Tel.: 040/32525238

Zentrale für Ernährungsberatung an der Hochschule für angewandte Wissenschaften Hamburg e.V., Lohbrügger Kirchstr. 65, 21033 Hamburg
Tel.: 040/459959

Durch Dick und Dünn, Amt für Gesundheit der Landeshauptstadt Kiel,
Postfach 1152, 24099 Kiel

»Hilfe mein Kind ist zu dick« Adipositasschulung für Kinder,
Klinik für Kinder- u. Jugendmedizin, Diakonissenanstalt,
Marienhölzungsweg 2, 24939 Flensburg
Tel.: 0461/8124701

KIDS in Varel und Oldenburg, Brahmkamp 8a, 26123 Oldenburg
Tel.: 0441/98330060

Diakoniekrankenhaus Rotenburg-Wümme,
Verdener Str. 200, 27356 Rotenburg-Wümme
Tel.: 04261/77-6400

KIDS in Osterholz-Scharmbeck, Birkenheide 31, 27711 Osterholz-Scharmbeck
Tel.: 04795/953397

Städtische Kliniken Delmenhorst, Wildeshauserstr. 92, 27753 Delmenhorst
Tel.: 04221/994401

BIG KIDS in Bremen und Verden, Verbraucherzentrale des Landes Bremen e.V.,
Altenweg 4, 28195 Bremen
Tel. Bremen: 0421/1607754; Tel. Verden: 04231/985980

Pfundskinder, Bremer Turnvereinigung von 1877 e.V.,
Hamburger Str. 71, 28205 Bremen
Tel.: 0421/442792

Ambulantes Adipositastraining des Klinikums Bremen Nord GmbH,
ZKH Bremen-Nord, Hammersbecker Str. 228, 28755 Bremen
Tel.: 0421/660 61-555

Moby Dick, Altperverstr. 78, 29410 Salzwedel
Tel.: 03901/477374

PLZ 30000 ...

BKK Neun Plus, Hildesheimerstr. 53, 30169 Hannover
Tel.: 0511/98840-881

Happj Kids (Hannoversche Adipositas Präventions Programme für Kinder und Jugendliche), Landeshauptstadt Hannover, Fachbereich Jugend und Familie: Sportkoordination, Ihmeplatz 5, 30449 Hannover
Tel.: 0511/168-41082

Institution Präventio-GmbH (FITOC), Adenauerstr. 6, 33428 Marienfeld
Tel.: 05247/984630

Klinik für Kinder- und Jugendmedizin Bad Hersfeld GmbH (FITOC),
Seilerweg 29, 36251 Bad Hersfeld
Tel.: 06621/881726

Kinderklinik Harz-Klinikum Wernigerode GmbH,
Steinbergstr. 1, 38855 Wernigerode
Tel.: 03943/612/11

PLZ 40000 ...

Klinik für Kinder- und Jugendmedizin Ruhr-Universität Bochum (FITOC),
Alexandrinenstr. 5, 44791 Bochum
Tel.: 0234/509-2630

Obeldicks-Adipositasschulung, Vestische Kinderklinik Universität
Witten/Herdecke, Dr. Friedrich-Steiner-Str. 5, 45711 Datteln
Tel.: 02363/975-229

Adipositas Zentrum St. Clemens, Hospitale Oberhausen,
Wilhelmstr. 34, 46145 Oberhausen
Tel.: 0208/695120

Sport- und Reha-Zentrum Janssen GmbH, Duesbergstr. 1, 46325 Borken
Tel.: 02861/980690

Adi-Fit Adipositasschulung, Kinderhospital Osnabrück, Kindertagesklinik,
Iburger Str. 187, 49082 Osnabrück
Tel.: 0541/5602167

OPTIFAST-Zentrum Klinik Osnabrück GmbH, Sedanstr. 115, 49090 Osnabrück
Tel.: 0541/4054110

PLZ 50000 ...

CHILT 3, Deutsche Sporthochschule, Carl-Diem-Weg 6, 50933 Köln
Tel.: 0221/4982-5260

KIDS, Löher Str. 17, 51491 Overath
Tel.: 02204/74543

St. Marien-Hospital gem. GmbH (FITOC), Düren-Dirkesdorf, 52330 Düren
Tel.: 02421/805395

Klinik am Kurpark (FITOC), Luisenstr. 14a, 53604 Bad Honnef
Tel.: 02224/960010

Clemens-August Jugendklinik, Feldstr. 16, 54290 Trier
Tel.: 0651/947-2654

Viktoriastift, Cäcilienhöhe 3, 55543 Bad Kreuznach
Tel.: 0671/8355101

Kinderklinik der AKHg GmbH (FITOC), Grünstr. 35, 58095 Hagen
Tel.: 02331/2012436

PLZ 60000 …

Donald Dick Club, AG Ernährungsprävention für Kinder und Jugendliche FFM,
Hugenottenstr. 101, 61381 Friedrichsdorf
Tel.: 06172/72943

KIDS Friedrichsdorf, Römerstr. 38, 61381 Friedrichsdorf
Tel.: 06172/72521

KIDS, Darmstädter Kinderklinik Prinzessin Margaret,
Dieburger Str. 31, 64287 Darmstadt
Tel.: 06151/402991

KIDS Dieburg, Am Schlangensee 23, 64807 Dieburg
Tel.: 06071/829884

Stiftung Deutsche Klinik für Diagnostik GmbH,
Aukammallee 33, 65191 Wiesbaden
Tel.: 0611/577238

Klinik für Kinder und Jugendliche, Ludwig-Erhard-Str. 100, 65199 Wiesbaden
Tel.: 0611/433197

Zentrum für soziale Psychiatrie Rheinblick,
Kloster-Eberach-Str. 4, 65346 Eltville
Tel.: 06123/6020

Adipositasschulung Fit-Kids, Saarbrückener Str. 2, 66386 St. Ingbert
Tel.: 06894/385101

Kinderklinik Kohlhof, Klinikweg 1–5, 66539 Neunkirchen / Saar
Tel.: 06821/363282

PLZ 70000 ...

Big Kids, Kinderportschule KiSS, SV Böblingen / Paladion,
Silberweg 18, 71032 Böblingen
Tel.: 07031 / 67793-13

Big Kids, Big Girls, Big Boys, Kreis-Gesundheitsamt Ludwigsburg,
Hindenburgstr. 40, 71638 Ludwigsburg
Tel.: 07141 / 1441365

Dr. Kauth (FITOC), Hindenburgstr. 108, 71638 Ludwigsburg
Tel.: 07141 / 2993030

AOK Tübingen Gesundheitszentrum, Hegelstr. 5 / 1, 72076 Tübingen
Tel.: 07071 / 7952916

Ostalb-Klinikum (FITOC), Im Kälblesrain 1, 73430 Aalen
Tel.: 07361 / 551601

Freiburger Interventionsprogramm zur ambulanten Therapie der Adipositas
im Kindesalter (FITOC), Medizinische Universitätsklinik Freiburg,
Abt. Rehabilitative und Präventive Sportmedizin,
Hugstetter Str. 55, 79106 Freiburg
Tel.: 0761 / 270-7477

KOALA II, Kinderklinik Lörrach Kliniken des Landkreises Lörrach GmbH,
Spitalstr. 25, 79539 Lörrach
Tel.: 07621 / 4168330

PLZ 80000 ...

OPTIFAST-Zentrum am Krankenhaus Barmherzige Brüder,
Romanstr. 93, 80639 München
Tel.: 089 / 17972405

Prof. Dr. W. Dorsch, Aidenbachstr. 118, 81379 München
Tel.: 089 / 784031

Sozialpädiatrisches Zentrum des Kreiskrankenhauses,
Vincenz-von-Paul-Str. 10–14, 84503 Altötting
Tel.: 08671 / 509-900

PLZ 90000 ...

AOK Bayern, Frauentorgraben 49, 90443 Nürnberg
Tel.: 0911 / 218-220

Robby-Club, Uni-Klinik Erlangen, Loschgestr. 15, 91054 Erlangen
Tel.: 09131/8533118

Dritter Orden Sozialpädiatrisches Zentrum,
Bischof-Altmann-Str. 9, 94032 Passau
Tel.: 0851/7205164

Helios-Klinik/Kinderklinik (FITOC), Friedrichstr. 9, 99868 Gotha
Tel.: 03621/87800

Fortbildungsinstitute

Im Folgenden sind einige Institutionen aufgelistet, die Fortbildungen im Bereich der Bewegungserziehung und Psychomotorik anbieten. Interessierte Fachleute können sich hier in Tagesveranstaltungen, Wochenendseminaren oder Wochenkursen weiterbilden oder spezifische Zusatzqualifikationen erwerben. Die jeweiligen Fortbildungsprogramme können direkt bei den Institutionen angefordert oder im Internet abgerufen werden.

Akademie für Motopädagogik und Mototherapie
Kleiner Schratweg 32
32657 Lemgo
Tel.: 0 52 61/97 09 71, Fax: 0 52 61/97 09 72
Homepage: www.psychomotorik.com, Mail: akM@psychomotorik.com

Fortbildungsinstitut für Psychomotorik – FIPS
Gustav-Adolf-Str. 17
33605 Bielefeld
Tel.: 05 21/6 04 84

Rheinische Akademie – Erwachsenenbildung
Im Förderverein Psychomotorik
Wernher-von-Braun-Str. 3
53113 Bonn
Tel.: 02 28/24 33 94-44, Fax: 02 28/24 33 94-22
Homepage: www.psychomotorik-bonn.de,
Mail: akademie@psychomotorik-bonn.de

Institut für Bewegungsbildung und Psychomotorik
Gröbenhüter Str. 9
82194 Gröbenzell
Tel.: 0 81 42 / 57 06 60, Fax: 0 81 42 / 57 06 61

Informationen über Vortragsveranstaltungen und Fortbildungen sind außerdem bei der Verfasserin abrufbar unter www.renatezimmer.de

Materialien zur Bewegungsförderung im Kindergarten

Medien

Eine kommentierte Medienübersicht zum Thema »Bewegungsförderung im Kindergarten«,
hrsg. Von der Bundeszentrale für gesundheitliche Aufklärung kann kostenlos dort bezogen werden. Anschrift: BZgA, Ostmerheimer Str. 220, 51109 Köln (www.bzga.de)

Videofilme

Zimmer, Renate: Immer in Bewegung – Die Bedeutung der Bewegung für die Entwicklung des Kindes
Renate Zimmer: Psychomotorische Entwicklungsförderung
Renate Zimmer: Bewegter Kindergarten
Bezugsanschrift: Prof. Dr. Renate Zimmer, Universität Osnabrück, Sportzentrum Jahnstraße 41, 49069 Osnabrück

Literatur

Antonowski, A. (1987): Unraveling the mistery of health. San Francisco: Jossey-Bass

Ayres, J. (1984): Bausteine der kindlichen Entwicklung. Berlin: Springer

Bundesarbeitsgemeinschaft für Haltungs- und Bewegungsförderung (2003): Bewegungshits für Vorschulkids. Wiesbaden: Eigenverlag

Bundeszentrale für gesundheitliche Aufklärung (BzgA) (Hrsg.) (1998): Was erhält Menschen gesund? Antonowskys Modell der Salutogenese. Köln: Eigenverlag

Bundeszentrale für gesundheitliche Aufklärung (BzgA) (Hrsg.) (1999): Gesundheit von Kindern. Epidemiologische Grundlagen. Köln. Eigenverlag

Bundeszentrale für gesundheitliche Aufklärung (BzgA) (Hrsg.) (2001): Früh übt sich ...! Gesundheitsförderung im Kindergarten, Köln: Eigenverlag

Cicurs, H. (1990): Körperliche Gesundheit, Belastbarkeit und Leistungsfähigkeit. In: Zimmer, R. (Hrsg.): Bewegung, Sport und Spiel mit Kindern. Aachen: Meyer & Meyer

Epstein, L. H. (1992): Exercise an d Obesity in Children. In: Journal of Applied Sport Psychology, 4, S. 20–133

Erkert, A. (2001): Bewegungsspiele für Kinder. Körpererfahrung und Bewegungsförderung für jeden Tag. München: Don Bosco

Franzkowiak, P. (2002): Leitfragen, Empfehlungen und Perspektiven zur Gesundheitsförderung im Kindergarten. In: Bundeszentrale für gesundheitliche Aufklärung (BzgA) (Hrsg.): Früh übt sich ...! Gesundheitsförderung im Kindergarten. Köln. Eigenverlag, S. 192

Fthenakis, W. E. / Textor, M. P. (Hrsg.) (2000): Pädagogische Ansätze im Kindergarten. Weinheim: Beltz

Göppel, R. (1997): Ursprünge der seelischen Gesundheit. Würzburg: Ed. Bentheim

Herrmanns, G. (2003): 33 Geschichten zum Entspannen für Kinder von 3 bis 6. München: Don Bosco

Hirtz (1985): Koordinative Fähigkeiten im Schulsport. Berlin: Sportverlag

Hohmann, H. / Lames, M. / Letzelter, M. (2002): Einführung in die Trainingswissenschaft. Wiebelsheim: Limpert

Hüther, G. / Bonney, H. (2003): Neues vom Zappelphilipp. Düsseldorf: Walter

Hurrelmann, K. (1991): Kinder brauchen Spielraum. In: Spielraum und Freizeitwert 12, S. 66–71

Kühne, T. / Regel, G. (Hrsg.) (2000): Bildungsansätze im offenen Kindergarten. Hamburg: EB-Verlag

Langenbruch, B. (2004): Persönliche Mitteilung vom 5.7.2004

Laucht et al. (1997): Wovor schützen Schutzfaktoren? Anmerkungen zu einem populären Konzept der modernen Gesundheitsforschung. In: Zeitschrift für Entwicklungspsychologie und Pädagogische Psychologie. Band 14, 26–270

Lehner, I. (1991): Fühlst du dich nicht wohl? Gesundheitsförderung im Kindergarten. Freiburg

Passolt, M. (Hrsg.) (1996): Mototherapeutische Arbeit mit hyperaktiven Kindern. München: Reinhardt

Pott, E. (2001): Zentrale Gesundheitsprobleme im Kindesalter und Entwicklung von Interventionsstrategien. In: Bundeszentrale für gesundheitliche Aufklärung (BzgA) (Hrsg.): »Früh übt sich ...” Gesundheitsförderung im Kindergarten. Köln, S. 22–27

Quante, S. (2002): Was Kindern gut tut. Handbuch der erlebnisorientierten Entspannung. Dortmund: Borgmann

Rittner, V. (2002): Gesundheitsförderung im Vorschulbereich – Möglichkeiten kommunaler Zusammenarbeit. In: Bundeszentrale für gesundheitliche Aufklärung (BzgA) (Hrsg.) Früh übt sich ...! Gesundheitsförderung im Kindergarten. Köln, S. 142–161

Rohlfing, D. / Brandt, S. (2002): Kursbuch Ernährungserziehung. So ernähren sich Kinder rundum gut. München: Don Bosco

Rücker-Vennemann, U. (2001): Entspannungsspiele für Kinder. Ideen, Spiele, Übuzngen für jeden Tag. München: Don Bosco

Schaffner, K. (2002): Auf deinem Rücken tut sich was. Rückenwahrnehmungsspiele für Kinder im Altern von zwei bis acht Jahren. Celle: Pohl

Skrotzki, K. / Mertens K. (Hrsg.) (2000): Hyperaktivität. Aufmerksamkeitsstörung oder Kreativitätszeichen? Dortmund: Borgmann

Troschke J., Gerber U, Reiser U (1997): Gesundheitsförderung im Kindergarten. In: Prävention 20, S. 7–10

Ungerer-Röhrich, U.(1998): Kindergarten /Grundschule. In: Bös, K./Brehm, W.: Gesundheitssport. Schorndorf: Hofmann

Wilken, H. (2003): Kursbuch Sinnesförderung. So lernen Kinder sinnenreich leben. München: Don Bosco

Zimmer, R. (1996): Motorik und Persönlichkeitsentwicklung bei Kindern. Schorndorf: Hofmann

Zimmer, R. (1997): Sinneswerkstatt. Projekte zum ganzheitlichen Leben und Lernen. Freiburg: Herder

Zimmer, R. (1999): Schafft die Stühle ab. Freiburg: Herder

Zimmer, R. (2001 a): Kreative Bewegungsspiele. Psychomotorische Förderung im Kindergarten. Freiburg: Herder

Zimmer, R. (2001 b): Alles über den Bewegungskindergarten. Freiburg: Herder

Zimmer, R. (2002): Bewegung und Entspannung. Freiburg: Herder

Zimmer, R. (2003 a): Sport und Spiel im Kindergarten. Aachen: Meyer & Meyer

Zimmer, R. (2003 b): Was Kinder stark macht: Fähigkeiten wecken – Entwicklung fördern. Freiburg: Herder

Zimmer, R. (2004 a): Handbuch der Sinneswahrnehmung. Grundlagen einer ganzheitlichen Erziehung. Freiburg: Herder

Zimmer, R. (2004 b): Toben macht schlau. Bewegung statt Verkopfung. Freiburg: Herder

Zimmer, R. (2004 c): Handbuch der Psychomotorik. Theorie und Praxis der psychomotorischen Förderung von Kindern. Freiburg: Herder

Zimmer, R. (2004 d): Handbuch der Bewegungserziehung. Grundlagen für Ausbildung und pädagogische Praxis. Freiburg: Herder

Zimmer, R. / Cicurs, H. (1997): Psychomotorik. Schorndorf: Hofmann

Zimmer, R. / Hunger, I. (2001): Kindheit in Bewegung. Schorndorf: Hofmann

Zimmer, R. / Hunger, I. (Hrsg.) (2004): Wahrnehmen, Bewegen, Lernen. Kindheit in Bewegung. Schorndorf: Hofmann

Zimmer, R. / Vahle, F. (2000): Ping Pong Pinguin. Spiel- und Bewegungslieder zur psychomotorischen Förderung. Freiburg: Herder

Zimmer, R. / Volkamer, M. (1987): Motoriktest für vier- bis sechsjährige Kinder. Weinheim: Beltz

Zinnecker, J. / Silbereisen, R. K. (1996): Kindheit in Deutschland. München: Juventa

Unsere gesunde Kita – Basiswissen und

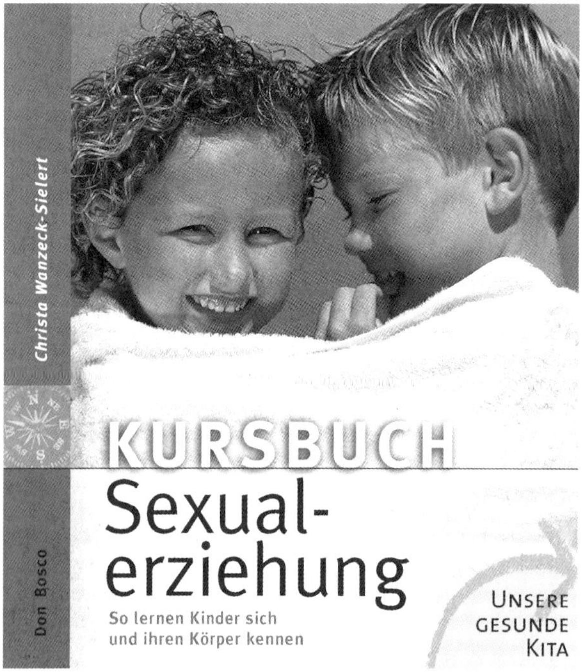

Christa Wanzeck-Sielert

Kursbuch Sexualerziehung
So lernen Kinder sich
und ihren Körper kennen

ISBN 3-7698-1418-5
120 Seiten, kartoniert,
Illustrationen und Fotos

- Spiele zur Körperwahrnehmung
- Kontakt- und Bewegungsspiele
- Rollenspiele, Matschspiele
- Umgang mit Kinderfragen
- Tipps für die Elternarbeit
- Adressen und Materialien

Ein positiver Umgang mit Körperlichkeit stärkt Selbstvertrauen und Beziehungsfähigkeit.

Damit Kinder sich in ihrem Körper wohl fühlen, brauchen sie Erwachsene, die ihre gesunde körperliche Entwicklung behutsam begleiten und unbefangen mit der kindlichen Sexualität umgehen können. Für Erzieherinnen stellt sich die Frage, in welcher Weise dieser sensible Bereich in der Kita thematisiert werden kann und soll. Das Kursbuch Sexualerziehung bietet Basisinformationen über kindliche Körpererfahrungen und die psychosexuelle Entwicklung und gibt vielfältige Anregungen, wie Sexualerziehung in der Praxis gelingen kann.

kreative Praxisideen

Dagmar Rohlfing / Susanne Brandt

Kursbuch Ernährungserziehung

So ernähren sich Kinder rundum gut

Immer mehr Kinder sind zu dick oder haben gesundheitliche Probleme durch falsche Ernährung. Um dem vorzubeugen, ist schon von klein auf eine Ernährungserziehung wichtig, die Kinder an gesunde und schmackhafte Mahlzeiten heranführt. Neben den grundlegenden Informationen erhalten Erzieherinnen zahlreiche Anregungen für Spiele, Lieder, Geschichten und Aktionen, durch die das Thema im Kindergarten ganzheitlich erlebbar wird.

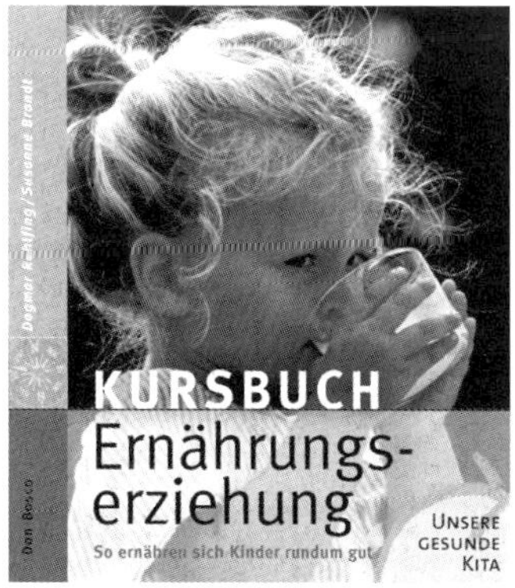

ISBN 3-7698-1374-X
138 Seiten, kartoniert, Illustrationen

Hedwig Wilken

Kursbuch Sinnesförderung

So lernen Kinder sinnenreich leben

Zum ersten Mal wird ganz konkret die Bedeutung der Sinnesförderung für Gesundheit und Wohlbefinden aufgezeigt. Dabei geht es nicht nur um die „fünf" Sinne wie Tast- oder Geruchssinn, sondern um sämtliche inneren und äußeren Wahrnehmungsmöglichkeiten: Ich-Sinn, Gemeinschaftssinn, Fürsorge-Sinn, Fantasie-Sinn und Unsinn ... Erzieherinnen erhalten Basisinformationen und eine Fülle von Übungen, Anregungen und Spielen zur Umsetzung.

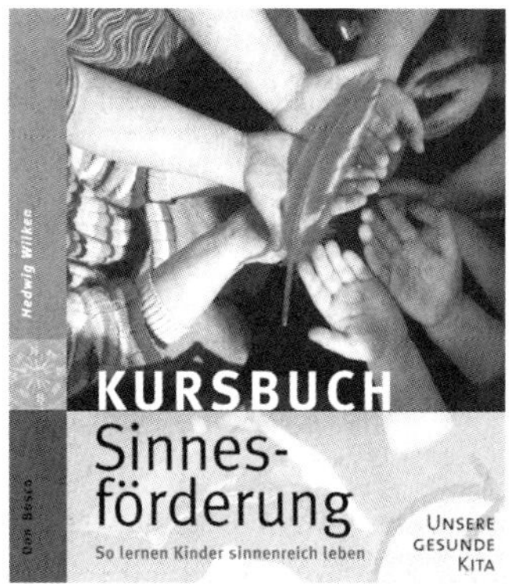

ISBN 3-7698-1388-X
150 Seiten, kartoniert, Fotos

Bewegen und Entspannen

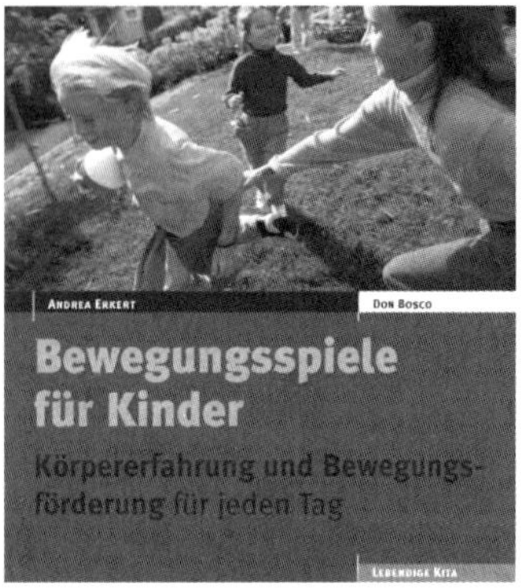

ISBN 3-7698-1306-5
126 Seiten, kartoniert, Illustrationen

Andrea Erkert

Bewegungsspiele für Kinder

Körpererfahrung und Bewegungsförderung für jeden Tag

Kinder brauchen täglich Gelegenheit, sich ausreichend zu bewegen und ihr Körpergefühl zu stärken. Mit den über 100 Bewegungsspielen für zwischendurch, nebenbei und immer-mal-wieder gelingt es ganz leicht, Kinder zum Bewegen zu motivieren. Für eine schnelle und unkomplizierte Auswahl gibt es zu alle Spielen Angaben zur Anzahl der möglichen Mitspieler und zum benötigten Material.

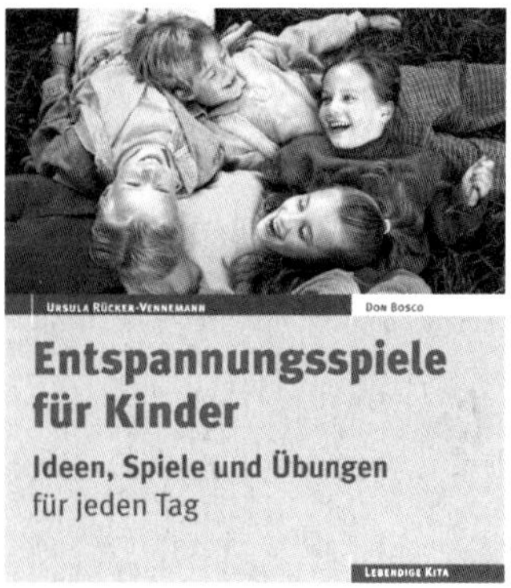

ISBN 3-7698-1275-1
90 Seiten, kartoniert, Fotos

Ursula Rücker-Vennemann

Entspannungsspiele für Kinder

Ideen, Spiele und Übungen für jeden Tag

Um Kindern zu größerer Ausgeglichenheit und Entspannung zu verhelfen, gibt es verschiedene Wege: Materialerfahrung, Bewegung, Wahrnehmung, Atemtechnik, Fantasieübungen, Meditation und Stille helfen Kindern, Unruhe und Ängste loszulassen und zu innerer Kraft und Konzentration zu finden. Alle Spiele und Übungen sind leicht verständlich beschrieben und einfach nachzuvollziehen.